Franz Köcher | Die babylonisch-assyrische Medizin Band II

Die babylonisch-assyrische Medizin in Texten und Untersuchungen

von Franz Köcher

Band II

Keilschrifttexte aus Assur 2

1963

Walter de Gruyter & Co · Berlin 30

vormals G. J. Göschen'sche Verlagshandlung — J. Guttentag, Verlagsbuchhandlung
Georg Reimer — Karl J. Trübner — Veit & Comp.

Die Bände I—VI des Werkes enthalten Keilschrifttexte. Die folgenden Bände haben ein kleineres Format, sie enthalten die philologische Bearbeitung und Untersuchungen.

Herstellung der Tafeln: Rotaprint AG. Satz und Druck: Walter de Gruyter & Co.

Inhalt

Vorwort

Im vorliegenden Band wird die Veröffentlichung medizinischer Texte aus Assur mit weiteren 85 Nummern fortgesetzt. Die Mehrzahl der Originale wird heute im Vorderasiatischen Museum zu Berlin (Tafelsignatur VAT) aufbewahrt; sechsundzwanzig Texte befinden sich im Antikenmuseum zu Istanbul (Tafelsignatur A), während ein größeres Fragment in die Tontafelsammlung des Brüsseler Museums (Tafelsignatur O.) gelangt ist.

Die Anordnung der Autographien folgt dem in Band I begonnenen Schema. Danach werden die therapeutischen Texte mit den restlichen Vorschriften und Rezepten zur Heilung von Erkrankungen der Harnwege weitergeführt. Hieran schließen sich Behandlungsanweisungen bei Fußkrankheiten, Lähmungserscheinungen verschiedener Art und fieberhaften Erkrankungen. Die nächste größere Gruppe bilden Texte, die Zusammenstellungen oder Sammlungen von Vorschriften zur Heilung verschiedenartiger Krankheiten enthalten. Es sind wohl in erster Linie Auszugtexte, die in der ärztlichen Praxis verwendet wurden. In einigen Fällen aber deutet das oft große Format der Tafeln darauf hin, daß es sich um Bibliotheksexemplare handelt, die den Stoff in gänzlich anderem Zusammenhang darbieten, als die (späteren) Exemplare aus der Bibliothek Assurbanipals. Der Band schließt mit einer Reihe von Texten, die Rezepte gegen Erkrankungen verordnen, deren Entstehung auf die Einwirkung übernatürlicher Kräfte zurückgeführt wird.

Mein aufrichtiger Dank gilt den Herren G. R. Meyer (Berlin), G. Goossens (Brüssel) und R. Duyuran (Istanbul) für die mir erteilte Publikationserlaubnis der in diesem Bande zusammengestellten Texte. Frau Muazzez Çığ danke ich sehr für die freundliche und uneigennützige Hilfe, die sie mir während meines Aufenthaltes in Istanbul geleistet hat. Herrn G. Dossin bin ich zutiefst verpflichtet für die Überlassung ausgezeichneter Photographien von Texten der Brüsseler Sammlung und für die Überprüfung meiner Umschrift am Original O. 194. Für mehrere Auskünfte und Kollationen danke ich schließlich noch Herrn H. Freydank vielmals.

Der Deutschen Forschungsgemeinschaft in Bad Godesberg habe ich sehr für die Gewährung eines Stipendiums zu danken, das die Weiterführung meiner Arbeiten an den medizinischen Texten für das Jahr 1962 ermöglichte.

Berlin-Frohnau, im Oktober 1962 — Franz Köcher

Druckfehlerberichtigung

Auf Tafel 89 muß es heißen:
statt Kol. IV' richtig Kol. VI'.

Inhaltsübersicht

114. **VAT 13734** (Fd. Nr. Ass.[1] 13956/dc[2]; Ph. Ass.[3] 4238)
Fragment einer einkolumnigen Tafel; die Zeilen 1—10 verzeichnen Diagnosen, die auf Grund der Urinbeschaffenheit des Kranken gestellt werden. Darauf folgen Rezepte gegen Erkrankungen der Harnwege (venerische Krankheiten).
1—23 s. Sm. 516 (58,4) u. vgl. außerdem noch A 239 (BAM II, 161) IV: 2'—26', VAT 9870+ (BAM I, 112) I: 13'—16' und K. 9684+ IV: 27'—41'

115. **VAT 8693**
Untere Hälfte einer einkolumnigen Tafel mit Rezepten gegen Erkrankungen der Harnwege.
Vs. 2'—4' s. P. 19801 II: 26'—29'
Vs. 5'—9' s. ibid. III: 21—31
Vs. 3' *tuš*!*-bat*

116. **A 267+VAT 13743** (Fd. Nr. Ass. 13956/ee für A 267; Ph. Ass. 4680)
Zu VAT 13743 vgl. E. Ebeling, LKA Nr. 99a, der das Fragment fälschlich in die Gruppe der ŠÀ. ZI. GA-Texte einreiht. Fragment einer Auszugtafel mit Rezepten gegen Krankheiten der Harnwege.
Vs. 1—3 s. A 239 (BAM II, 161) V: 3—6
Vs. 4—8 s. K. 9684+ IV: 42—46
Rs. 6'—9' s. A 234 (BAM II, 164): 18—21
Rs. 10'—14' s. K. 2405+ (31,1) II: 19—20

117. **VAT 13910** (Fd. Nr. Ass. 17722/er)
Fragment einer kleinen Tafel im Breitformat mit einem Rezept gegen eine venerische Krankheit.

118. **VAT 13908***[4] (Fd. Nr. Ass. 13956/t; Ph. Ass. 4202)
Vgl. E. Ebeling, LKA Nr. 99[5], der das Bruchstück zur Gruppe der ŠÀ. ZI. GA-Texte stellt. Von der kleinen (Auszug)tafel im Breitformat sind nur acht Zeilen der Rückseite zum Teil erhalten geblieben: Rezepte gegen Erkrankungen der Harnwege.

119. **VAT 11112***
Fragment einer aus mittelassyrischer Zeit stammenden Tafel (aus braunem Ton) mit schlecht erhaltenen Rezepten gegen Fußkrankheiten. Die Form des Zeichens ERIN (Z. 8') ähnelt derjenigen, die gelegentlich auf mittelassyrischen Steininschriften vorkommt.

120. **VAT 9546**
Von der ursprünglich mehrkolumnigen großen Tafel sind lediglich Teile der Kolumnen II, III und IV mit Rezepten gegen Fußleiden erhalten geblieben.

121. **VAT 8949** (Fd. Nr. Ass. 13955/b; Ph. Ass. S 3830)
Zur Durchführung einer bestimmten Behandlung ausgezogener Text mit Rezepten gegen innere(?) Krankheiten und, nach Doppelstrich (Z. 8), gegen Fußkrankheiten. Zwischen den Zeilen 17 und 18 fehlt auf dem Original der Trennstrich.

[1] Fund-Nummer der Grabungsleitung der Deutschen Orient-Gesellschaft (DOG) in Assur.
[2] Die gleiche Fund-Nummer bezeichnet auf Photo Assur 4679 ein Omenfragment (*šumma ālu*?)!
[3] Grabungsphotographie der DOG in Assur.
[4] Ein hochgestellter Stern hinter der Inventar-Nummer besagt, daß eine Seite der Tafel entweder abgebrochen, unlesbar oder unbeschriftet ist.
[5] Die a. a. O., p. XI sub Nr. 99, verzeichnete Fd. Nr. 13956/f ist gemäß Grabungsphoto unrichtig.

122. **A 264+269** (Fd. Nr. Ass. 13956/ab+g+gx; Ph. Ass. 4241; 4680 und 4679; zum Exemplar 13956/ab s. noch Ph. Ass. K[6] 496/97)
Gut erhaltener oberer Teil einer einkolumnigen Tafel mit Rezepten gegen Fußkrankheiten.
Vs. 1—6 s. VAT 14527 (LKU Nr. 56): 5′—6′
Vs. 8—15 s. K. 6555+ (70,7) II: 7′—10′
Rs. 2′—10′ s. Rm. 147 usf. (68,1) Rs.: 8—11
Rs. 18′—19′ s. A 240 (BAM I, 81) Rs.: 8′—9′ und A 211: 11—13
Vs. 9 *sa*^{sic}*-ag-gu-ma*
Vs. 20 MUN *a-ma-an*^{sic}
Vs. 23 Ú. ḪI. ⟨A⟩ *an* [*-nu-ti*]
Rs. 18′ Ú. *te-gíl-la*
Rs. 19′ Ú. KA. ZAL. LÁ Rasur *ina* KAŠ NAG

123. **VAT 13736*** (Fd. Nr. Ass. . . ./bb)
Fragment vom oberen Rand einer großen Tafel (möglicherweise zu VAT 13790+ (BAM II, 129) IV. Kol. gehörig). Z. 1 am Anfang zu [DIŠ NA *ša-aš-ša*]*-ṭa* GIG zu ergänzen?

124. **VAT 8772+15549*** (Fd. Nr. Ass. 13955/cr; Ph. Ass. S 3937[7])
Zum größeren Teilstück VAT 8772 vgl. E. EBELING, KAR 192. Gut erhaltene, zweikolumnige Tafel mit Rezepten und Beschwörung gegen Fußkrankheiten. Der Duktus der Schrift macht es wahrscheinlich, daß die Tafel zu Beginn der neuassyrischen Epoche beschrieben worden ist.
I: 1—4 vgl. K. 67+ (73,1) I: 48—49
I: 5—55 s. ibid. I: 50—71 und II: 1—23
II: 1—50 s. ibid. II: 28′—74′
III: 1—2 s. K. 2443+ (32,5) IV: 17′—18′
III: 3—5 s. ibid. IV: 21′—22′
III: 6—9 s. ibid. IV: 19′—20′
III: 12—13 s. A 263 (BAM II, 181) linker Rand 1—2
III: 18—21 s. K. 67+ (73,1) III: 31—32
III: 41—43 s. K. 2443+ (32,5) IV: 14′—16′
III: 44—60 s. A 244 (BAM II, 125): 1—34
III: 61—62 s. K. 2432+ (CT 23, 1—2) Vs.: 15—16 und VAT 11224+ (BAM II, 127): 1—2
IV: 1—9 s. K. 2432+ (CT 23, 1—2) Vs.: 17—22
IV: 1—16 s. VAT 11224+ (BAM II, 127): 3—13
IV: 10—15 s. K. 2453+ (CT 23, 5—14) I: 4′—7′
IV: 10—14 s. VAT 62 Vs.: 1—8
IV: 22—34 s. VAT 9955 (BAM II, 128) IV: 16′—33′
I: 4 PA GIŠ. ⟨MI.⟩. PÀR
I: 16 ⟨*ina*⟩ ŠEN. TUR *tara-bak*
I: 21 *ina* Ì ŠAḪ$^{!}$
I: 28 Ú. *si-ḫu*$^{!}$
I: 31 ⸢*ka*⸣*-bar-ti* ⟨GIG-*ma*⟩
II: 41—43 am Anfang DIŠ ⟨MIN⟩
III: 51 ⟨ZÍD⟩ Ú. *ak-tam*
IV: 10 am Ende *ul maš*$^{?!}$*-ka-du*
IV: 18 *pa-na u* MÚRUB$^{!}$
IV: 29 SILÁ. NIM$^{!}$ *u* ^{MIM}SILÁ. NIM$^{!}$

6 Bezeichnung der Photo-Serie im Vorderasiatischen Museum zu Berlin, die Assur-Texte wiedergibt, die sich im Besitz des Antikenmuseums in Istanbul befinden.

7 Auf dem Grabungsphoto ist nur die Vorderseite der Tafel wiedergegeben.

125. **A 244** (Fd. Nr. Ass. 13955/p; Ph. Ass. 4158)
Fragment einer einkolumnigen (Auszug)tafel mit einem Rezept gegen Fußkrankheiten. Vgl. unten Nr. 127.
1—34 s. VAT 8772+ (BAM II, 124) III: 44—60

126. **A 255** (Fd. Nr. Ass. 13955/x; Ph. Ass. 4158)
Schülertäfelchen mit einer nur teilweise erhaltenen Anweisung zur Herstellung eines Verbandes.
Rs.: 4 GEŠTIN. KA[sic]; fehlerhaft statt GEŠTIN KA.$_5$. A?

127. **VAT 11224*+11705***
Zu VAT 11224 vgl. E. EBELING, KAR 353, zu VAT 11705 E. EBELING, KAR 336.
Fragment einer (Auszug)tafel mit einer schlecht erhaltenen Beschwörung, die bei Fußkrankheiten rezitiert worden ist. Das vorliegende Exemplar ist allem Anschein nach die Fortsetzungstafel zu A 244 (BAM II, 125).
1—7 s. K. 2432+ (CT 23, 1—2) Vs.: 15—20
1—13 s. VAT 8772+ (BAM II, 124) III: 60—61 u. IV: 1—16
9—12 s. K. 2453+ (CT 23, 5—14) I: 4′—7′
9—11 s. VAT 62 Vs.: 1—8
7 *šá i-na ⟨na⟩-ri*[!]

128. **VAT 9955***
Vgl. E. EBELING, KAR 77.
Bruchstück einer mehrkolumnigen Tafel mit Textstücken der III. und IV. Kolumne: Beschwörungen und Verordnungen zur Heilung der *sagallu*-Krankheit.
IV: 16′—33′ s. VAT 8772+ (BAM II, 124) IV: 22—34

129. **VAT 13790+13968** (Fd. Nr. Ass. 17722/xx)
Fragment einer zweikolumnigen Tafel mit Beschwörungen und Rezepten gegen SA. GAL und *šaššaṭu*.
I: 1—11 s. K. 2453+ (CT 23, 5—14) II: 4′—14′ mit gewissen Abweichungen.
I: 12—16 vgl. ibid. II: 15′—17′
I: 12, 17—19 s. K. 2473+ (CT 23, 2—4) Vs.: 18′—20′
Die in extenso gegebene Beschwörung (Z. 12ff.) wird in K. 8264 (35,1): 6′ als Formel bei der Heilung von Ohrenerkrankungen zitiert.
I: 17—24 s. K. 2453+ (CT 23, 5—14) II: 17′—24′
II: 4—7 s. ibid. II: 44′—46′
II: 14—16 s. ibid. III: 1—2
II: 20—30 s. ibid. III: 4—11
IV: 11′—18′ s. K. 9689 (31,2) Rs.: 2′—8′

130. **VAT 13742*+13746*** (Fd. Nr. Ass. 13956/cp; Ph. Ass. 4202)
Vorderseite einer einkolumnigen Tafel mit Rezepten gegen SA. GAL.
9—14 s. K. 6067+ (98,3) Vs.: 13′—15′
15—18 s. Rm. 147 (68,1) Vs.: 10′—13′

131. **VAT 13775** (Fd. Nr. Ass. . . ./t)
Oberer Teil einer einkolumnigen Tafel mit Textauszügen, die nach Rs. 10′ von einer hölzernen Tafel stammen, die im Besitze des Gula-Tempels ist.
Vs.: 1—15 s. K. 2453+ (CT 23, 5 ff.) IV: 11—23
Rs.: 1′—9′ s. K. 2443+ (32,5) IV: 19′—24′

132. **VAT 13891*** (Fd. Nr. Ass. 13956/cq; Ph. Ass. 4239)
Fragment vom linken Rand einer größeren Tafel mit Rezepten gegen ***mišittu***.
3′—13′ s. K. 2418+ (77,1) I: 11—16
7′—13′ s. VAT 14001 (BAM II, 133): 3′—8′

133. **VAT 14001*** (Fd. Nr. Ass. 17722/tc)
Kleines Bruchstück vom unteren linken Rand einer Tafel mit Rezepten gegen *mišittu.*
3'—8' s. K. 2418+ (77,1) I: 13—16 u. VAT 13891 (BAM II, 132): 7'—13'

134. **A 205**
Bruchstück aus der Mitte einer kleinen Tafel mit Rezepten gegen *mišittu.*
Vs.: 3'—5' s. K. 2418+ (77,1) III: 19'

135. **A 276*** (Fd. Nr. Ass. 13955/bz; Ph. Ass. 4158)
Fragment der Rs. einer einkolumnigen Tafel, die Anweisungen zur Herstellung von Medikamenten gegen *mišittu* enthält.
7'—9' s. VAT 8911: 57'—58'
11'—15' s. K. 2418+ (77,1) IV: 6—8

136. **VAT 13770*** (Fd. Nr. Ass. 17722/bl)
Fragment aus der Mitte einer zweikolumnigen Tafel mit Rezepten gegen *mišittu.*
I: 2'—7' s. K. 2418+ (77,1) IV: 6—8
II: 3'—9' s. ibid. IV: 11—13

137. **VAT 11685***
Sehr kleines Bruchstück aus der Mitte einer Tafel. Textliche Zuordnung ungewiß. Vgl. Z. 4']x *šim-ma-tu₄*[. Möglicherweise gehört das Fragment zur Serie der diagnostischen Omina.

138. **VAT 10645***
Bruchstück einer ursprünglich zweikolumnigen Tontafel aus weißem Ton; gehört sicher zur Bibliothek Tiglatpilesers I.[8]; Rezepte gegen *mišittu.*
II: 1—8 s. Ni 178 Vs.: 8—10
II: 9—15 s. K. 2458 (82,2) II: 9—10

139. **VAT 11577**
Fragment aus der Mitte einer Tafel mit Rezepten gegen *šimmatu.*
Vs.: 3'—6' s. 79—7—8,86 (52,5) Vs.: 5'—7'

140. **VAT 14427** (Fd. Nr. Ass. 15325/d; Ph. Ass. 4568)
Vgl. E. Ebeling, LKA 160; allem Anschein nach älterer Text[9] mit verhältnismäßig großer Schrift. Rezepte und Anweisungen gegen die Folgen von Behexung usw. Gehört vielleicht in die Reihe der Texte *ana piširti kišpi.*

141. **VAT 16448*** (Fd. Nr. Ass. 14669)
Fragment aus der Mitte einer älteren Tafel mit Rezepten und einer Beschwörung gegen *šimmatu.*
8'—10' s. Ni 178 Rs.: 11—15 (mit gewissen Abweichungen)

142. **VAT 10981***
Schlecht erhaltenes Bruchstück vom unteren Rand einer Tafel. Textliche Zuordnung bleibt ungewiß; vgl. aber Z. 11' am Ende: GÌR. MIN-*šú* EŠ. M[EŠ].

143. **A 273*** (Fd. Nr. Ass. 13955/bg; Ph. Ass. 4158)
Vorderseite eines Schülertäfelchens mit einem Rezept gegen Fieber (*ummu*).

144. **A 208*** (Fd. Nr. Ass. 13955/ax)
Vorderseite eines Schülertäfelchens mit einer Anweisung zur Herstellung einer Salbe. Die Rückseite ist unbeschrieben.

145. **VAT 8968** (Fd. Nr. Ass. 13955/dc; Ph. Ass. S 3969)
Vgl. E. Ebeling, KAR 199; gut erhaltene (Auszug)tafel mit einem Rezept gegen Fieber. Offenbar Schülerarbeit.
1—23 s. VAT 13793 (BAM II, 146): 29'—42'

[8] Vgl. E. Weidner, AfO 16, p. 197ff.; der Text ist dort nachzutragen.

[9] Ich verstehe hierunter einen Text, dessen Niederschrift in dem Zeitraum zwischen 1000 und 750 v. Chr. erfolgt sein muß. Der Schriftduktus dieser Tafeln ist nicht mehr mittelassyrisch, aber auch noch nicht neuassyrisch.

14 [*it-t*]*i-ni*[!]*-is-kìr*

20 Ú. NIM. NIM entspricht gemäß Dupl. Ú. *ṣaṣuntu*

22 *ina* KAŠ ≪KAŠ≫ NAG. MEŠ

146. **VAT 13793** (Fd. Nr. Ass. 17721/ax)
Fragment einer einkolumnigen Tafel mit Rezepten gegen Fieberkrankheiten (UD. DA TAB. BA, *ummu, li'bu*).
29'—42' s. VAT 8968 (BAM II, 145): 1—23

147. **A 41** (Fd. Nr. Ass. 13955/gg; Ph. Ass. 4124; Ph. Ass. K. 438/39)
Vgl. E. EBELING, LKA 162; nach Rs. 26', 27' *nis-ḫu 2-ú ki-i* KA GIŠ. ZU URI[KI] *šà-ṭir bà-rì* „2. Auszug, gemäß dem Wortlaut einer hölzernen Tafel aus Akkad abgeschrieben und verglichen." Die aus dem Folgeweiser (Rs. Z. 26') ersichtliche Anschlußtafel mit der Beschwörung KÚM *te-šu-ú* ist bisher nicht unter den Assurtexten aufgetaucht. Rezepte und Beschwörungen gegen heftiges Fieber. Ein zweites, aus Assur stammendes Exemplar der Auszug-Serie mit teilweise weiterführendem Text ist VAT 13927+ (BAM II, 148).
Rs.: 1'—4' s. 79—7—8, 148+ (19,2) II': 9'—12'
Rs.: 5'—16' s. K. 2581 Vs.: 8'—18' und einen unv. Text der Babylonian Collection des Britischen Museums.
Rs.: 24'—25' s. ibid. Vs.: 19' (mit gewissen Abweichungen)
Vs. 26 *tu-kap-⟨par⟩*

148. **VAT 13927+14131*+14179+14231*** (Fd. Nr. Ass. 17722/ag+ah+qo)
Verschiedentlich weiterführendes Duplikat zu A 41 (BAM II, 147).

149. **VAT 14000***
Kleines Fragment aus der Mitte einer Tafel, die möglicherweise durch VAT 13927+ (BAM II, 148) repräsentiert wird.

150. **VAT 13903+14043** (Fd. Nr. Ass. . . ./ar+n)
Bruchstück einer Tafel im Breitformat mit Rezepten gegen Fieber(erkrankungen).

151. **VAT 13757+13939+13987*** (Fd. Nr. Ass. . . ./b+17721/ok)
Schlecht erhaltenes und schwer lesbares Fragment einer einkolumnigen (Auszug)tafel mit Rezepten und einer Beschwörung gegen Fieber(erkrankungen). Auf Grund äußerer Indizien (vgl. z. B. die Zeichenformen von *ba* und *su*) möchte ich die Niederschrift des Textes in die frühe neuassyrische Zeit datieren.
13'—17' sind Duplikat zu einem unveröffentlichten Text der Babylonian Collection des Britischen Museums.
18'—24' vgl. VAT 13750+ I: 38—41, das gewisse Ähnlichkeiten zeigt.
Zu *šu-lu-ṭi* ŠIM.[ḪI]. A (Z. 39') vgl. VAT 13742+ (BAM II, 130): 12 *šu-lu-uṭ* ŠIM. ḪI. A; die gebräuchliche Schreibung *šu-luṭ* ŠIM. ḪI. A (60,3 II: 12', 94,2+ II: 5' u. 11' usf.) wurde von R. C. THOMPSON noch *šu-tùk* gelesen.

152. **VAT 10170**
Vgl. E. EBELING, KAR 191, der Vs. und Rs. der Tafel vertauscht hat. Fragment einer älteren, zweikolumnigen Tafel mit einer Sammlung von Rezepten und Anweisungen zur Behandlung verschiedener Krankheiten.
I Rezepte gegen (Haut)Kıankheiten des Kopfes:
5' s. VAT 9029 (BAM I, 3) II: 13; vgl. dort die Symptombeschreibung.
6'; 10'—11' s. VAT 13779 (BAM II, 155) III: 10'—12'
14'—18' s. VAT 9029 (BAM I, 3) I: 49—53
II Rezepte gegen innere Krankheiten:
4'—7' vgl. etwa VAT 9138 (BAM II, 168): 35—37
8'—11' s. VAT 13752+ (BAM I, 95): 36—37
III Rezepte gegen innere Krankheiten:
1—7 s. VAT 13752+ (BAM I, 95): 1—4 u. K. 3550 (22,2) Rs.: 17'—21'

8—12 s. A 274+ (BAM I, 99): 27—32
16—18 s. O. 194 (BAM II, 182) Rs.: 4'—6'
IV Rezepte gegen Fußkrankheiten:
1—6 s. K. 8918 (69,2): 2'—6'
7—15 s. K. 9105 (70,5) II': 8'—15'
16—18; 21—22 s. K. 6555+ (70,7) I: 3'—8'

153. **VAT 14178***
Sehr kleines Bruchstück mit 4 Zeilenresten. Möglicherweise ist Z. 2' zu ⌜4⌝ Ú. MEŠ *ḫi-[niq-ti* GIG] zu ergänzen.

154. **VAT 14116***
Sehr kleines Fragment mit 5 Zeilenresten.

155. **VAT 13779** (Fd. Nr. Ass. 17721/cb)
Bruchstück aus der Mitte einer zweikolumnigen Tafel mit einer Rezeptsammlung gegen verschiedene Krankheiten. Es liegt nahe anzunehmen, daß hier Rezepte und Verordnungen gegen Krankheitserscheinungen zusammengestellt worden sind, die auf die Einwirkung des Totengeistes zurückzuführen sind.
II: 5'—8' s. AO 6774 (RSO XXXII (1957), p. 109—122) III: 10'—15'
III: 3'—4' s. K. 6224+ (3,5) III: 5
III: 9' s. VAT 9029 (BAM I, 3) II: 12—13
III: 10'—12' s. VAT 10170 (BAM II, 152) I: 6'; 10'—11'

156. **A 238+VAT 13727+14208** (Fd. Nr. Ass. 13955/gb[10]+15325/b; Ph. Ass. 4124 u. 4568)
Nahezu vollständig erhaltene einkolumnige Tafel mit Zusammenstellungen von Rezepten gegen verschiedene Krankheiten: 1—24 Bann, 25—47 Kopfkrankheiten und 48—50 Augenleiden.
21—24 s. K. 5834+ (5. Tf. *suālu*) I: 41—44
25—39 s. K. 6224+ (3,5) III: 19'—30'
41—44 s. K. 2354+ (1. Tf. UGU) IV: 16—20
41 KI. A. ^{d}ÍD BABBAR ⟨*u*⟩ MI

157. **VAT 9547** (Fd. Nr. Ass. 6151; Ph. Ass. 888/89)
Fragment eines mittelassyrischen Textes, der aus der Bibliothek Tiglatpilesers I. stammt[8]. Sammlung von Rezepten gegen Zahnschmerzen, Fußkrankheiten und Erkrankungen der Atmungsorgane.
Vs.: 1'—16' s. VAT 13725 (BAM I, 30) Rs.: 17—22 (mit Abweichungen)
Vs.: 17'—21' vgl. etwa K. 67+ (73,1) III: 31f.
Rs.: 1'—17' vgl. K. 2521 (72,2) und K. 10444 (64,3)

158. **VAT 13789** (Fd. Nr. Ass. . . ./bb)
Größeres Fragment einer älteren, zweikolumnigen Tafel mit einer Sammlung von Rezepten gegen verschiedene Krankheiten.
I: 1—15 s. K. 2574+ (2. Tf. UGU) III: 40'—47'
III: 27'—32' s. K. 6555+ (70,7) I: 3'—6'
IV: 14—17 s. K. 71b+ (2. Tf. *suālu*) III: 25—26
IV: 18—25 s. VAT 13785 (BAM I, 9) 9—11
IV: 26—33 s. K. 4957 (82,1) Rs.: 10'—13' und A 199+ (BAM II, 171): 44'—48'
I: 17 PA GIŠ. A. TU. EDIN^{sic} statt A. TU. GAB. LIŠ
I: 19 GIŠ. MAŠ. BIR^{sic} statt MAŠ. ḪUŠ
I: 27 PA. MES *ša*$^{!}$

159. **A 198** (Fd. Nr. Ass. 13955/fz+gk; Ph. Ass. 4124 u. 4126; Ph. Ass. K. 496/97 u. 210/11).
Nahezu vollständig erhaltene ältere Tafel mit drei Textkolumnen. Sammlung von Re-

[10] Auf dem Istanbuler Fragment (A 238) ist der Index /go verzeichnet; dies ist sicher fehlerhaft, da die gleiche Indexbezeichnung für eine andere Tafel beansprucht wird, die auf dem Photo Ass. 4127 = Ph. Ass. K. 434/35 zu sehen ist.

zepten gegen Erkrankungen der Harnwege (I), gegen innere Krankheiten (I, II u. III), gegen Augenleiden (IV u. V), gegen Zahnerkrankungen (V) und gegen Krankheitserscheinungen, die durch die Einwirkung des Totengeistes verursacht werden (VI). Besonders interessant und wertvoll sind zwei Rezepte der Veterinärmedizin, die die Heilung von Pferdekolik (*ki-iṣ lìb-bi ša* ANŠE. KUR. RA) behandeln. Die ersten fünf Drogen des Rezeptes V: 33—34 (Ù. *zi-im* KÙ. BABBAR, Ú. *zi-im* GUŠKIN, Ú. AR. ZAL. LÁ, Ú. SAR. A. ŠÀ und *el-lat* A. ŠÀ) sind gewiß in die Lücke von Rm. 362 (CT 14,41): 1′—5′ einzusetzen[11].
I: 9—11 s. P. 19801 IV: 3—5
I: 12—14 s. A 239 (BAM II, 161) V: 21—25
I: 15—20 s. VAT 9871+ (BAM I, 111) II: 15′—20′ mit Abweichungen in der Rezeptur
I: 15; 18—20 s. P. 19801 I: 14′; 20′—22′
I: 23—24 s. K. 2433+ (47,1) IV: 4′—5′ mit abweichender Symptombeschreibung. — Im Duplikattext (IV: 4′) steht *ta-qal-lu* für *TUR-*ár* (I: 23), das bisher stets *tuṣaḫḫar* gelesen worden ist, obwohl in keinem Text der magischen und der medizinischen Literatur die syllabische Schreibweise begegnet. Wir müssen also in dem häufigen *tur-ár* eine Art stenographischer Schreibung sehen, die vor allem in medizinischen Texten gebräuchlich ist. Über *urruru* „am Feuer dorren" bzw. „morsch machen" gedenke ich demnächst in einem Aufsatz zu handeln.
I: 29—37 s. K. 61+ (3. Tf. *suālu*) I: 38—41
I: 29—35 s. VAT 10612 (BAM I, 60): 7′—11′
I: 38—42 s. K. 61+ (3. Tf. *suālu*) I: 50—52
II: 2 vgl. STT I, 92 I: 46′—47′ u. VAT 8256 (BAM I, 1) II: 56—57
II: 3—5 vgl. K. 61+ (3. Tf. *suālu*) IV: 18
II: 6—7 vgl. STT I, 92 II: 7

Der fehlenden Symptombeschreibung wegen bleibt die Lesung des letzten Wortes in II: 10 (*ina-ṭal* oder *ina-eš*$_{11}$)[12] ungewiß.
II: 11—16 s. VAT 11106 (BAM II, 160): 2′—8′
II: 20—25 vgl. VAT 10451 (BAM I, 73) II: 1—5
II: 47—48 s. K. 2574+ (2. Tf. UGU) IV: 7—8
III: 3—6 vgl. VAT 13821 (BAM II, 180): 3′—5′
III: 28—29 s. VAT 13608+ IV: 2 u. III: 23′ (mit erweiterter Symptombeschreibung)
III: 30—32 vgl. 82—5—22, 544 (42,5): 5′ u. 7′ (aus einem ausführlicheren Rezept)
III: 32 zur Beschwörung ÉN *id-di* ^{d}*é-a* s. K. 2448+ (100,1) IV: 13′ (Stichzeile) und K. 3198 Vs.: 1—5 (4. Tf. DIŠ NA SA GÚ-*su* . . .)
III: 33—34 s. VAT 10161+ (BAM II, 185) V′: 50′—52′
IV: 2′—7′ s. K. 2573+ (1. Tf. IGI) I: 18′—20′, K. 1845+ (2. Tf. IGI) II: 45—47 und VAT 8281 (BAM I, 20): 11′—16′
IV: 16′—22′ s. K. 9555 (18,4): 1′—5′
IV: 17′—22′ s. VAT 17406: 9—11 (mit gewissen Abweichungen)
IV: 24′—25′ s. K. 2573+ (1. Tf. IGI) I: 36′ u. VAT 9896+ (BAM I, 18): 3—4
V: 5—6 s. VAT 13732 (BAM I, 22): 23—24
V: 10—14 s. K. 2419+ (21,1) I: 1—2 mit geringfügigen Abweichungen
V: 15—16 s. VAT 8256 (BAM I, 1) I: 12
V: 23 vgl. ibid. I: 16
V: 37—46 vgl. den ähnlichen Wortlaut bei K. 6703+ (5. Tf. *suālu*) IV: 1—11
VI: 1—4 s. VAT 9138 (BAM II, 168): 67—69
VI: 26—33 s. VAT 10635 (BAM I, 86): 1′—8′ und vgl. VAT 16458 (BAM I, 85): 1′—8′

[11] Vgl. zu Rm. 362 schon B. MEISSNER, Babylonien und Assyrien, II, p. 318.
[12] Der Lautwert *eš*$_{11}$ ist m. W. bisher nicht in akkadischen Texten zu belegen; vgl. W. VON SODEN, Das akkadische Syllabar, p. 39 sub Nr. 61.

VI: 34—37 s. A 256 (BAM II, 166): 1—6
VI: 36—37 s. VAT 8943 (BAM II, 183): 20—22 u. A 236 (BAM II, 197): 39—41
VI: 45—46 vgl. K. 2574+ (2. Tf. UGU) I: 28
VI: 45—47 s. KUB 29,58 VI: 1—4
VI: 51—54 s. Ni 178 Rs.: 24—27
V: 5 DIŠ ⟨MIN⟩ *a-na* ÉR TAR-*si*
V: 42 *tu-*$^{(la)}$*lab-bak*

160. **VAT 11106***
Fragment vom rechten Rand einer einkolumnigen Tafel.
2′—8′ s. A 198 (BAM II, 159) II: 11—16

161. **A 239** (Fd. Nr. Ass. 13955/gh; Ph. Ass. 4124; Ph. Ass. K. 484/85)
Fragment der unteren Hälfte einer großen, vierkolumnigen Tafel, die nach äußeren Indizien in die frühe neuassyrische Zeit zu datieren ist. Kol. I ist etwa zur Hälfte, Kol. VIII hingegen vollständig abgebrochen. Sammeltafel von Rezepten gegen verschiedene Krankheiten.
II: 16′—29′ s. K. 3461 (29,5) I: 12′—21′
III: 1′—7′ s. K. 9684+ VI: 5—9
III: 8′—10′ s. VAT 13761 (BAM II, 174) Rs.: 27—28
III: 11′—14′ s. K. 3486 (97,6) I: 5—6
III: 20′—29′ s. VAT 9467+ (BAM II, 165) I′: 1′—13′
IV: 1′—26′ s. Sm. 516 (58,4): 7′—17′ u. VAT 13734 (BAM II, 114): 8—23
IV: 7′—30′; V: 1—2 s. K. 9684+ IV: 27—46
V: 3—6 s. A 267+ (BAM II, 116) Vs.: 1—3
V: 15—20 s. VAT 9871+ (BAM I, 111) II: 16′—20′ (mit gewissen Abweichungen)
V: 21—25 s. A 198 (BAM II, 159) I: 12—14
VI: 1—6 s. A 274+ (BAM I, 99): 21—24 u. A 254 (BAM I, 100) Rs.: 4—8
VI: 7—27 s. K. 9684+ V: 13′—34′; VAT 9476+ (BAM II, 165) II′: 15′—24′
VI: 22—27 s. VAT 11819 (BAM II, 162): 2′—4′ und VAT 13913 (BAM II, 163) Vs.: 1′—4′
VII: 13—16 s. VAT 13730+ (BAM I, 44): 11′—12′, VAT 11243 (BAM I, 43): 3′—4′ u. VAT 11819 (BAM II, 162): 5′—6′
VII: 17—19 s. VAT 10085+ (BAM I, 92) I: 5′—6′
VII: 20—25 vgl. ibid. I: 16′—22′
II: 27′ 15 Ú. A. ḪI^{sic}
III: 23′ NUMUN Ú. MAḪ^{sic} (Dupl. bietet statt dessen Ú. ŠAKÍR)
IV: 13′ Ú^{sic}. AŠ statt *kar-aš* KA^{sic} A. AB. BA (Z. 14′) statt A. AB. BA (= *karāš tāmti*)
IV: 25′ U. A. ḪI^{sic}
V: 2 *lu* ⟨*ina*⟩ GEŠTIN NA[G]
V: 8 Ú. DÙ. SIG$^{!}$
VI: 16 NA_4. BABBAR^{sic}
VI: 20 31^{sic} Ú statt 30 Ú
VI: 24 Ú. ⟨TIN⟩. TIR. MI
VII: 19 TIN^{sic} ist nach Duplikat Fehler für GEŠTIN

162. **VAT 11819*** (Kopie auf Tf. 64)
Kleines Fragment vom unteren linken Rand einer Tafel.
2′—4′ s. K. 9684+ V: 28′—34′ (11 Drogen gegen Nierenerkrankung)
5′—6′ s. VAT 13730+ (BAM I, 44): 11′—12′ usf.

163. **VAT 13913**
Fragment vom linken Rand einer kleinen Tafel.
Vs. 1′—4′ s. K. 9684+ IV: 30′—34′, A 239 (BAM II, 161) VI: 22—27 usf.

164. **A 234** (Fd. Nr. Ass. 13956/dt+ea; Ph. Ass. 4197 u. 4243)

Nahezu vollständig erhaltene einkolumnige Tafel mit einer Anzahl von Rezepten, die zur Durchführung von speziellen Behandlungen zusammengestellt worden sind.

5—9 s. K. 9684+ V: 28′—34′

10—12 s. ibid. V: 49′—55′

13—17 s. ibid. IV: 42—46

18—21 s. A 267+ (BAM II, 116) Rs.: 6′—9′

30 NUNUZ GÁ. NA[sic]MUŠEN; s. hierzu meine Bemerkung in AfO 18, p. 310 sub 23.

165. **VAT 9467+10300+10414**

Bruchstück einer großen, mehrkolumnigen Tafel aus mittelassyrischer Zeit mit einer Sammlung von Rezepten gegen Krankheitserscheinungen, die durch Einwirkung des Totengeistes verursacht werden, sowie gegen Erkrankungen der Atemwege, der Augen und der Nieren.

I′: 1′—13′ s. A 239 (BAM II, 161) III: 20′—29′

II′: 1′—8′ s. VAT 13730+ (BAM I, 44): 7′—10′

II′: 9′—14′ s. K. 2573+ (1. Tf. IGI) I: 27′—28′

II′: 15′—24′ s. K. 9684+ V: 13′—22′

166. **A 256*** (Fd. Nr. Ass. 13956/cc; Ph. Ass. 4193)

Bruchstück der Vorderseite einer einkolumnigen Tafel mit einer Sammlung von drei Rezepten.

1—6 s. A 198 (BAM II, 159) VI: 34—37 u. A 236 (BAM II, 197): 37—41

167. **A 277*** (Fd. Nr. Ass. 13956/fc; Ph. Ass. 4680)

Fragment einer kleinen Tafel; textliche Zuordnung unsicher.

168. **VAT 9138** (Fd. Nr. Ass. 13955/eq; Ph. Ass. S 4006)

Vgl. E. EBELING, KAR 157; nahezu vollständig erhaltene Auszugtafel mit einer Reihe von Verordnungen und Rezepten gegen innere Krankheiten.

1—6 s. K. 2477+ (94,2) II: 3′—6′

7—17 s. VAT 13733+ (BAM I, 52): 27—38

18—32 s. K. 6703+ (5. Tf. *suālu*) II: 54′—64′

33—36 s. VAT 11203 (BAM I, 53): 7—10

33—39 s. STT I, 97 II: 6′—13′ (Der Abschnitt im Dupl. wird mit einer Symptombeschreibung eingeleitet)

40—41 u. 46—52 s. ibid. III: 30—37 (Der Textvergleich erweist einen Kopierfehler auf der STT-Tafel. Nach ... A Ú]. NU. LUḪ. ḪA (III: 31 = Ass. Tf. 41) hat der Schreiber einige Zeilen übersprungen und führt seinen Text mit A MUN A ŠIM. ḪI. A DÙ. A.[BI A. MEŠ *šu-nu*]-*ti* usw. fort (III: 32 ff.), der auf der Ass. Tafel erst ab Z. 46 (und in anderem Zusammenhang) zu finden ist, aber von da an wieder konform geht.)

54—61 s. VAT 10584 (BAM II, 169) Frgm. b: 4′—11′ u. VAT 7822 (BAM I, 49): 24′—31′

57—61 s. VAT 14082 (BAM I, 50) Rs.: 1—6

62—65 s. VAT 10584 (BAM II, 169) Frgm. b: 16′—18′ u. A 250 (BAM I, 108) Vs.: 8—14

66—69 s. A 250 (BAM I, 108) Vs.: 1—7 u. A 262 (BAM I, 110): 3′—11′

67—69 s. A 198 (BAM II, 159) VI: 1—4

70—77 s. Sm. 36+ (43,1) I: 1—6

78—81 s. VAT 13752+ (BAM I, 95): 8—9 u. VAT 8027 (BAM I, 54): 18—19

5 MUN ⟨Ú. LAG. A. ŠÀ⟩ II Ú. ḪI. A

30 ZÍD. DA. MEŠ *an-nu-ti ana*[!] ŠÀ[!] ŠUB-*di*

33 ŠIM. GÍR ŠIM. BAL[!] (Lesung nach Dupl.)

41 ⌜A⌝ *ṣa*[!]-*ṣu-un-tú*

64 *ina* UL *tuš-bat*[!]

64 LÀL *u* ⟨Ì⟩ *ḫal-ṣa*

169. **VAT 10584***
Zwei Bruchstücke einer zweikolumnigen Tafel mit einer Sammlung von Rezepten gegen innere Krankheiten.
Frgm. b
4′—11′ s. VAT 9138 (BAM II, 168): 54—61
12′—15′ vgl. K. 2477+ (94,2) II: 3′ —6′
16′—18′ s. VAT 9138 (BAM II, 168): 62—65

170. **VAT 10492***
Rückseite eines Fragmentes, das von einer großen (Tafelstärke 4,2 cm), aus mittelassyrischer Zeit stammenden Tafel kommt. Zum Text vgl. E. EBELING, AGM XIV, p. 41.

171. **A 199*+ o. A. VAT 9586** (Fd. Nr. Ass. 22561 u. 5190; Ph. Ass. S 6844 u. 696/97)
Nahezu vollständig erhaltene Tafel aus weißem Ton, deren Oberfläche jedoch porös und zum Teil abgerieben ist. Der Text stammt aus der Bibliothek Tiglatpilesers I.[8] Sammlung von Rezepten zur Heilung verschiedener Krankheiten.
44′—48′ s. VAT 13789 (BAM II, 158) IV: 26—33 u. K. 4957 (82,1) Rs.: 10′—13′
18′ TI. LA 2-⟨*šú*⟩ 3-*šú*

172. **VAT 10692***
Vgl. E. EBELING, KAR 463; kleines Fragment vom linken Rand einer Tafel mit Resten einer Rezeptsammlung.

173. **VAT 10124**
Vgl. E. EBELING, KAR 208; nahezu vollständig erhaltene einkolumnige Tafel mit einer Sammlung von Rezepten gegen jedwede Erkrankung (Universalrezept), gegen Verdauungsstörungen und gegen Paralyse.
29—33 s. VAT 14533 (LKU 62) Rs.: 6′—7′
12 PA GIŠ. MA[!]. NU

174. **VAT 13761** (Fd. Nr. Ass. 17721 ohne Indexbezeichnung[13])
Fragment einer einkolumnigen (Auszug)tafel mit einer Zusammenstellung von Rezepten und Anweisungen, die zur Lösung des Bannes führen sollen, der hier offenbar als Urheber der genannten Krankheitserscheinungen angesehen wird.
Vs. 1′—4′ s. Rm. 2,143 (24,1): 5′—8′ (Das Duplikat ergänzt den Assurtext um zwei Zeilen nach oben; es ist möglich, daß damit der obere Rand unserer Tafel erreicht wird)
Vs. 5′—10′ s. ibid.: 9′—13′
Vs. 11′—20′ s. K. 2590+ (55,1) Rs.: 7—14
Vs. 21′—24′ s. VAT 9475+ (BAM I, 66) Rs.: 6′—9′
Vs. 25′—26′ vgl. etwa K. 6779+ (45,6) I: 20′—21′
Vs. 36′—40′ s. VAT 11656 (BAM II, 175) Vs.: 1—8
Rs. 1—3 s. K. 61+ (3. Tf. *suālu*) I: 65—66 u. K. 6703+ (5. Tf. *suālu*) I: 34—37
Rs. 4—6 s. K. 6703+ (5. Tf. *suālu*) I: 61—65
Rs. 7—9 s. ibid. II: 1—3
Rs. 10—12 s. HS 1911 Rs.: 6—9
Rs. 27—28 s. A 239 (BAM II, 161) III: 8′—10′
Vs. 13′ *si-ra* statt *pit-ra* (*ša* DIDA SIG) im Duplikat
Vs. 17′ ÚḪ. ÍD[sic]
Vs. 24′ *tú*[sic] *-šap-raš-šum-*⌜*ma*⌝
Vs. 25′ DIŠ NA ⟨*it*⟩*-ta-na-ša-aš*
Vs. 39′ 5 GÍN. TA. ÀM[!]
Rs. 4 LAGAB. MUNU$_4$ ⟨*ina*⟩ KAŠ *tara-muk*

[13] VAT 13776 (BAM II, 190) hat die gleiche Fund-Nummer ohne Indexbezeichnung!

175. **VAT 11656**
Fragment vom oberen rechten Rand einer einkolumnigen Tafel.
Vs. 1—8 s. VAT 13761 (BAM II, 174) Vs.: 36′—40′

176. **VAT 13748*** (Fd. Nr. Ass. 13956/u; Ph. Ass. 4237)
Fragment der Rückseite einer einkolumnigen (Auszug)tafel mit Rezepten gegen A. GA. ZI und ZÚ. KUR$_5$ MUŠ („Schlangenbiß“). Vgl. zu 4′—6′ das Schülertäfelchen VAT 9008 (BAM I, 76).

177. **A 209** (Fd. Nr. Ass. 14038; Ph. Ass. 3949)
Gut erhaltene kleine Tafel mit zwei Rezepten, die zur Durchführung einer bestimmten Behandlung hier zusammengestellt sind.
7 vgl. VAT 8772+ (BAM II, 124) III: 40

178. **VAT 13844*** (Fd. Nr. Ass. . . ./dz)
Kleines Bruchstück vom unteren rechten Rand einer kleinen Tafel.
2′—5′ s. TCL 6,34 I: 4—6 u. K. 8840 (35,3) I: 3′—5′; vgl. dazu noch den Kommentar BRM 4,32

179. **VAT 13934*** (Fd. Nr. Ass. 13956/s; Ph. Ass. 4202)
Rückseite eines Täfelchens mit einem Rezept zur Herstellung einer Salbe gegen eine fieberhafte Erkrankung oder Brand.
1′—12′ s. TCL 6,34 IV (= Rs. II): 8′—14′

180. **VAT 13821*** (Fd. Nr. Ass. 17722/dm)
Sehr kleines Fragment einer ursprünglich mehrkolumnigen Tafel.
3′—5′ vgl. A 198 (BAM II, 159) III: 3—6

181. **A 263*** (Fd. Nr. Ass. 13956/ec; Ph. Ass. 4679)
Fragment der Vorderseite einer kleinen Tafel mit einer Sammlung von Rezepten zur Herstellung von Verbänden.
1—7 s. VAT 8772+ (BAM II, 124) II: 51—54
8—11 s. K. 2443+ (32,5) IV: 17′—18′
12—15 s. ibid. IV: 21′—22′
16 s. ibid. IV: 19′
link. Rand 1—2 s. VAT 8772+ (BAM II, 124) III: 12—13

182. **O. 194**
Vgl. L. Speleers, Recueil des Inscriptions de l'Asie Antérieure des Musées Royaux du Cinquantenaire à Bruxelles, Nr. 318. Fragment einer einkolumnigen Tafel mit einer Sammlung von Rezepten gegen Erkrankungen der Harnwege (Vs. 1′—6′), gegen *maškadu* (Vs. 7′—30′) und gegen Magen- und Darmkrankheiten (Rs.).
Vs. 6′ s. P. 19801 IV: 3—5 u. A 198 (BAM II, 159) I: 9—11
Vs. 7′—10′ s. K. 2428+ Rs.: 8′—11′
Vs. 14′—16′ vgl. die ähnliche Beschwörung in K. 2453+ (CT 23, 5—14) I: 4′—8′ gegen SA. GAL
Vs. 18′—19′ vgl. ibid. III: 26—27
Rs. 4′—6′ vgl. VAT 10170 (BAM II, 152) III: 16—18
Rs. 9′—10′ s. Sm. 357 u. K. 9441 (7,7 u. 43,5) IV: 5—6; Sm. 1283+ (40,4) Vs.: 13′—15′; VAT 10092 (BAM I, 104): 89 u. VAT 13752+ (BAM I, 95): 21—22

Vs. 7′ MAŠ. GAG. DÙ (diese pseudoideographische Schreibung ist mir nur noch in A 240 [BAM I, 81] Rs.: 7′ begegnet) oder *maš-ka(k)-dù* = *maškadu*; DIB$^!$-*su*
Vs. 14′ *mi$^!$-šil im-tú*
Vs. 20′ *lim-ḫu-⟨ru⟩-ma* [
Rs. 5′ z] Ú. LUM. MA ≪*ma*≫
Rs. 9′ U$_5$ IB.[MUŠEN]. GAR statt U$_5$ GAR. IB^{MUŠEN}? Vgl. das Dupl., wo GAR. IB U$_5$ MUŠEN steht.

183. **VAT 8943** (Fd. Nr. Ass. 13955/cs)
Vgl. E. EBELING, KAR 205; nahezu vollständig erhaltene (Schüler)tafel mit einer Zusammenstellung von Verordnungen zur Herstellung von prophylaktischen Mitteln, Räucherwerken und Salben gegen die Einwirkung von Krankheitsdämonen usw. Mit Zeile 23 beginnt ein Verzeichnis, das Summierungen von magisch-medizinisch wirksamen Mineralien enthält, die jeweils (in einer hier nicht erläuterten Anordnung) zu einer Amulettkette geknüpft werden.
3 s. K. 3243+ Vs.: 18′
4—5 s. K. 1845+ (2. Tf. IGI) IV: 31 u. in anderem Zusammenhang VAT 13608+ IV: 8 6 s. VAT 13983: 18
8—9 s. VAT 8869 (BAM III, 248) IV: 39—40
10—11 s. ibid. IV: 41
12—13 s. ibid. IV: 43
16—19 s. Lamaštu-Serie 3. Tf. Vs.: 59—60 in etwas anderer Reihenfolge
20—22 vgl. A 198 (BAM II, 159) VI: 36—37 und VAT 8903 (KADP 36) V: 36—38, wo Ingredienzen verzeichnet sind, die zur Bereitung der Salbengrundlage gebraucht werden.
27 s. z. B. VAT 8260 II: 9′
28 s. ibid. II: 23′
29 s. ibid. II: 24′
30 s. ibid. II: 28′ usf.
7 ⟨ÉŠ⟩. NÍG. IB. ŠU. LAL

184. **VAT 13899** (Fd. Nr. Ass. 13956/op[14]; Ph. Ass. 4238)
Fragment einer kleinen zweikolumnigen (Schüler)tafel mit einer Sammlung von diversen Rezepten, z. B. zur Herstellung einer Salbe gegen AN. TA. ŠUB. BA.
I: 7 *[ka]k-⌜ku⌝-si* IGAR

185. **VAT 10161+10935+o. A. 11457***
Fragmente einer großen, ursprünglich mindestens vierkolumnigen Tafel. Für die Niederschrift des Textes ist gemäß Duktus die späte mittelassyrische Zeit anzunehmen. Sammeltafel, die Anweisungen zur Herstellung von Amuletten und Medikamenten zur Heilung verschiedenartiger Beschwerden und Krankheiten enthält.
III′: 1′—14′ vgl. etwa K. 9132+ (52,6): 8′—10′ (mit Abweichungen, die sowohl die Anzahl der Mineralien als auch ihren Verwendungszweck betreffen)
III′: 27′—35′ s. K. 9288 I: 6—9
IV′: 7′—11′ s. VAT 8260 IV: 13—14 (in Z. 10′ steht NA_4. *zíb-[tu₄]* für NA_4. *zib-tu* des Duplikates)
IV′: 20′—25′ s. ibid. IV: 15—17
V′: 4′—11′ vgl. ibid. IV: 22—25
V′: 26′—31′ s. K. 9684+ V: 24′—27′ (im Duplikat werden die Drogen allerdings gegen Nierenerkrankung verordnet)
V′: 50′—52′ s. A 198 (BAM II, 159) III: 33—34
VI′: 4′—9′ vgl. etwa K. 191+ (1. Tf. *suālu*) I: 1—2
VI′: 26′—33′ s. K. 249+ V: 80′—82′
III′: 30′ ÚŠ KIR_4 TAR[!]

186. **VAT 8277** (Fd. Nr. Ass. 13955/ei; Ph. Ass. S 3962)
Vgl. E. EBELING, KAR 187; nahezu vollständig erhaltene kleine Tafel mit Anweisungen zur Herstellung von Spülungen, die zur Durchführung von speziellen Behandlungen zusammengestellt worden sind.

[14] Auf der Grabungs-Photographie trägt die Tafel die Indexbezeichnung /dl.

1—9 s. A 200+ (BAM II, 189) IV: 1—16 u. A 266 (BAM II, 188): 3—10 (beide Texte verzichten auf die Gewichtsangaben)
24—31 s. VAT 14016 (BAM II, 187) Vs.: 1—6

187. **VAT 14016**
Fragment vom linken oberen Rand einer kleinen Tafel mit einem teilweise erhaltenen Rezept, das identisch ist mit VAT 8277 (BAM II, 186): 24—31.

188. **A 266*** (Fd. Nr. Ass. 13956/bn; Ph. Ass. 4193)
Rückseite einer kleinen Tafel, die ein Rezept gegen Gelbsucht enthält. Auf der nicht autographierten Vorderseite der Tafel sind nur einige unzusammenhängende Zeichen zu erkennen.
3—10 s. VAT 8277 (BAM II, 186): 1—9

189. **A 200+252** (Fd. Nr. Ass. 13956/dw+cb; Ph. Ass. 4197 u. 4243)
Fragment einer kleinen, zweikolumnigen Tafel mit einer Sammlung von Rezepten und Verordnungen zur Bereitung von Spülmitteln.
IV: 1—16 s. VAT 8277 (BAM II, 186): 1—9 u. A 266 (BAM II, 188): 3—10

190. **VAT 13776** (Fd. Nr. Ass. 17721[13])
Bruchstück einer einkolumnigen Tafel mit großen, tiefeingedrückten Schriftzeichen. Zusammenstellung von Rezepten zur Heilung von Krankheiten, die durch Zauberei entstanden sind.
1—8 s. K. 9684+ V: 52′ u. VI: 1—9; A 212 (BAM I,59): 13—20
4—8 s. A 239 (BAM II, 161) III: 3′—7′
7—8 s. K. 249+ IV: 57′—58′
9—18 s. K. 9684+ IV: 2—18
22—24 vgl. K. 8469 (48,2): 1—3
22—26 s. STT I, 102: 7—11 u. VAT 10073+ (BAM II, 193) II: 2′—7′
27—33 s. K. 249+ V: 3—10
34—38 s. ibid. V: 60—71
39—42 vgl. AO 17622 (RA LIV, p. 171): 1—10
43—46 s. A 226 (BAM II, 191): 1—7; A 282 (BAM II, 192): 1—7 u. Div. 150 Vs.: 13—15
44 NU TAR-*as*!

191. **A 226** (Fd. Nr. Ass. 17721/b; Ph. Ass. 5327; Ph. Ass. K. 219/20)
Auszugtafel mit zwei Rezepten gegen die Wirkungen von Zauberei und Bann. Vgl. das fast wörtliche Duplikat sub Nr. 192.
1—7 s. VAT 13776 (BAM II, 190): 43—46
8—17 s. A 282 (BAM II, 192): 8—18

192. **A 282** (Fd. Nr. Ass. 13955/iu; Ph. Ass. 4146; Ph. Ass. K. 537/38)
Schülertäfelchen; vgl. oben sub Nr. 191.

193. **VAT 10073+11014**
Fragment einer mittelgroßen (Breite 12,5 cm), zweikolumnigen Tafel mit einer Sammlung von Rezepten zur Heilung von Krankheiten, die durch Zauberei verursacht worden sind.
II: 2′—7′ s. VAT 13776 (BAM II, 190): 22—26 usf.
III: 4′ s. K. 8469 (48,2): 3—4

194. **VAT 9587** (Fd. Nr. Ass. 10090; Ph. Ass. 1577/78)
Vgl. E. Ebeling, KAR 185; Bruchstück einer sehr großen Tafel aus mittelassyrischer Zeit. Der Text stammt m. E. aus der Bibliothek Tiglatpilesers I.[8] Von der Vorderseite sind Teile von 5 Kolumnen, von der Rückseite 3 wesentlich breitere Kolumnen erhalten. II′: 5—10 s. VAT 10783+ III: 17—20. Vgl. hierzu noch K. 9105 (70,5) II: 1′—7′, der ausführlichere Anweisungen gibt. Die Beschwörung *kararatu* s. in extenso in VAT 10783+ III: 12—13; ST 52/182 (unv.) I: 23′—24′ und K. 9579 (58,7) I: 4′—5′

III′: 1—6 s. VAT 13747 (BAM II, 195): 5—8 und, ergänzend, einen unveröffentlichten Text der Babylonian Collection des Britischen Museums.

III′: 7—20 s. VAT 13747 (BAM II, 195): 8—16. Der Drogenname Ú. *ta-šar-ra* (Z. 7) heißt im Dupl. Ú. *kit-tu-ra*.

IV′: 15—21 s. K. 2542+ IV: 1—9

VII′—VIII′ bringen Teile aus der Serie NA$_4$ GAR-*šu*; vgl. hierzu außer STT I, 108 und 109 noch VAT 13940, A 233 und K. 4751. Zum Text s. G. MEIER, AfO 13, p. 73.

195. **VAT 13747** (Fd. Nr. Ass. 13956/fp; Ph. Ass. 4236)
Fragment einer kleinen, einkolumnigen Tafel. Zum Text s. oben sub Nr. 194.

196. **A 228** (Fd. Nr. Ass. 13955/ae; Ph. Ass. 4158; Ph. Ass. K. 499)
Fragment einer Schülertafel mit Rezepten, die zur Heilung von Krankheiten verordnet werden, die durch die Einwirkung des Totengeistes verursacht worden sind.
6 vgl. etwa K. 3486 (97,6) I: 11

197. **A 236** (Fd. Nr. Ass. 13955/ab; Ph. Ass. 4150)
Bruchstück einer einkolumnigen Auszugtafel mit Rezepten zur Heilung von Krankheiten die durch den Totengeist, Zauberei oder Bann entstanden sind.
25 vgl. Rm. 265: 12′
30—31 s. K. 2477+ (94,2) III: 22′—23′
32—36 s. K. 3243+ Vs.: 43′—46′
37—41 s. A 198 (BAM II, 159) VI: 34—37 usf. (Anweisung zur Bereitung einer Salbengrundlage).

198. **VAT 13753*+13906*** (Fd. Nr. Ass. . . ./u)
Bruchstück aus der Mitte einer mit sehr großen Zeichen beschriebenen Tafel. Rezepte gegen Zauberei und Bann.

Nummernverzeichnisse

Konkordanz der Texte

Inventar-Nr.	Publikations-Nr.
A 41	147
198	159
199^{+}	171
200^{+}	189
205	134
208	144
209	177
226	191
228	196
234	164
236	197
238^{+}	156
239	161
244	125
+252	189
255	126
256	166
263	181
264^{+}	122
266	188
267^{+}	116
+269	122
273	143
276	135
277	167
282	192
O. 194	182
VAT 8277	186
8693	115
8772^{+}	124
8943	183
8949	121
8968	145
9138	168
9467^{+}	165
9546	120
9547	157
+9586 (o. A.)	171

Inventar-Nr.	Publikations-Nr.
9587	194
9955	128
10073^{+}	193
10124	173
10161^{+}	185
10170	152
+10300^{+}	165
+10414	165
10492	170
10584	169
10645	138
10692	172
+10935^{+}	185
10981	142
+11014	193
11106	160
11112	119
11224^{+}	127
+11457 (o. A.)	185
11577	139
11656	175
11685	137
+11705	127
11819	162
+13727^{+}	156
13734	114
13736	123
13742^{+}	130
+13743	116
+13746	130
13747	195
13748	176
13753^{+}	198
13757^{+}	151
13761	174
13770	136
13775	131
13776	190

Konkordanz der Texte

Inventar-Nr.	Publikations-Nr.	Inventar-Nr.	Publikations-Nr.
13779	155	+13968	129
13789	158	+13987	151
13790+	129	14000	149
13793	146	14001	133
13821	180	14016	187
13844	178	+14043	150
13891	132	14116	154
13899	184	+14131+	148
13903+	150	14178	153
+13906	198	+14179+	148
13908	118	+14208	156
13910	117	+14231	148
13913	163	14427	140
13927+	148	+15549	124
13934	179	16448	141
+13939+	151		

Fundnummern-Verzeichnis

Fd. Nr. Ass.	Publikations-Nr.	Fd. Nr. Ass.	Publikations-Nr.
5190	171	13955/iu	192
6151	157	/p	125
10090	194	/x	126
13955/ab	197	13956/ab	122
/ae	196	/bn	188
/ax	144	/cb	189
/b	121	/cc	166
/bg	143	/cp	130
/bz	135	/cq	132
/cr	124	/dc	114
/cs	183	/dt	164
/dc	145	/dw	189
/ei	186	/ea	164
/eq	168	/ec	181
/fz	159	/ee	116
/gb	156	/fc	167
/gg	147	/fp	195
/gh	161	/g	122
/gk	159	/gx	122

Fundnummern-Verzeichnis

Fd. Nr. Ass.	Photo-Nr. Ass.
13956/op	184
/s	179
/t	118
/u	176
14038	177
14669	141
15325/b	156
/d	140
17721	174, 190
/ax	146
/b	191
/cb	155
/ok	151
17722/ag	148
/ah	148

Fd. Nr. Ass.	Publikations-Nr.
17722/bl	136
/dm	180
/er	117
/qo	148
/tc	133
/xx	129
22561	171
.... /ar	150
/b	151
/bb	123
/bb	158
/dz	178
/n	150
/t	131
/u	198

Nummern-Verzeichnis der Grabungsphotographien

Photo-Nr. Ass.	Publikations-Nr.
696/97	171
888/89	157
1577/78	194
S 3830	121
S 3937	124
3949	177
S 3962	186
S 3969	145
S 4006	168
4124	147
	156
	159
	161
4126	159
4146	192
4150	197
4158	125
	126
	135
	143
	196
4193	166
	188

Photo-Nr. Ass.	Publikations-Nr.
4197	164
	189
4202	118
	130
	179
4236	195
4237	176
4238	114
	184
4239	132
4241	122
4243	164
	189
4568	140
	156
4679	122
	181
4680	116
	122
	167
5327	191
S 6844	171

Nummern-Verzeichnis der K.-Photographien

Photo-Nr. K.-Serie	Publikations-Nr.	Photo-Nr. K.-Serie	Publikations-Nr.
210/11	159	496/97	122
219/20	191		159
438/39	147	499	196
484/85	161	537/38	192

Konkordanz bereits veröffentlichter Texte

Erstveröffentlichung	Publikations-Nr.	Erstveröffentlichung	Publikations-Nr.
KAR 77	128	205	183
157	168	208	173
185	194	336	127
187	186	353	127
191	152	463	172
192	124	LKA 99	118
199	145	99/a	116
160	140	Speleers, Recueil des	
162	147	Inscriptions de l'Asie	
		Antérieure . . . à	
		Bruxelles Nr. 318	182

TAFELN

114 VAT 13734

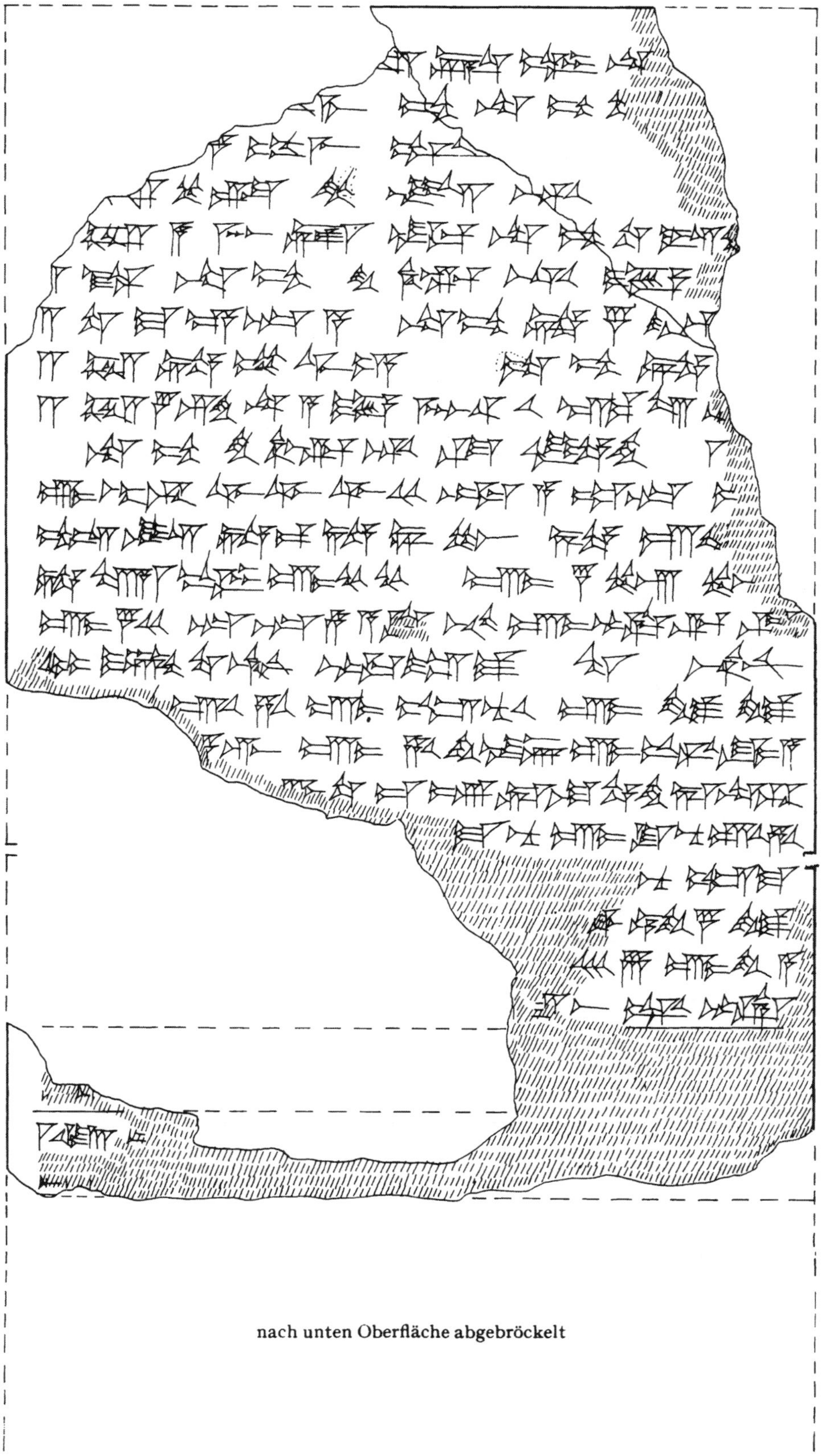

115 VAT 8693

Vs.

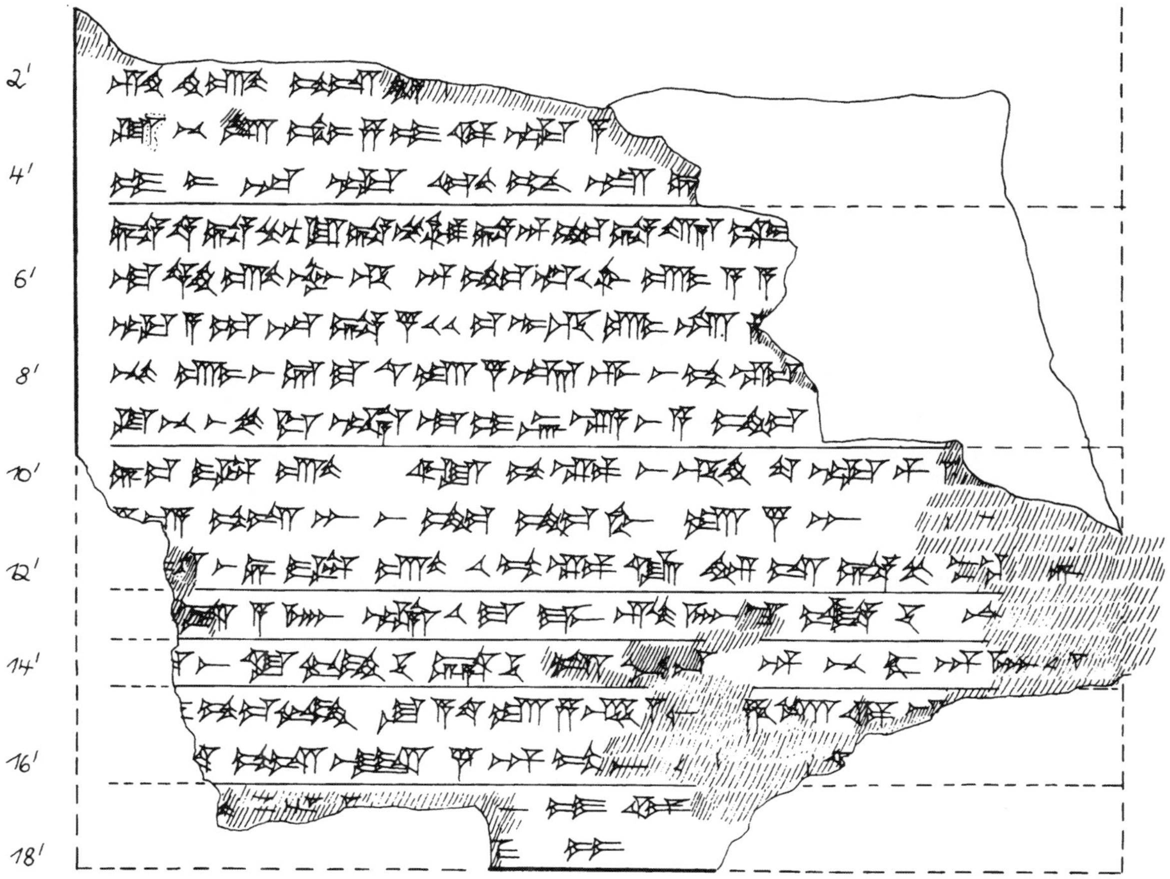

Rs.

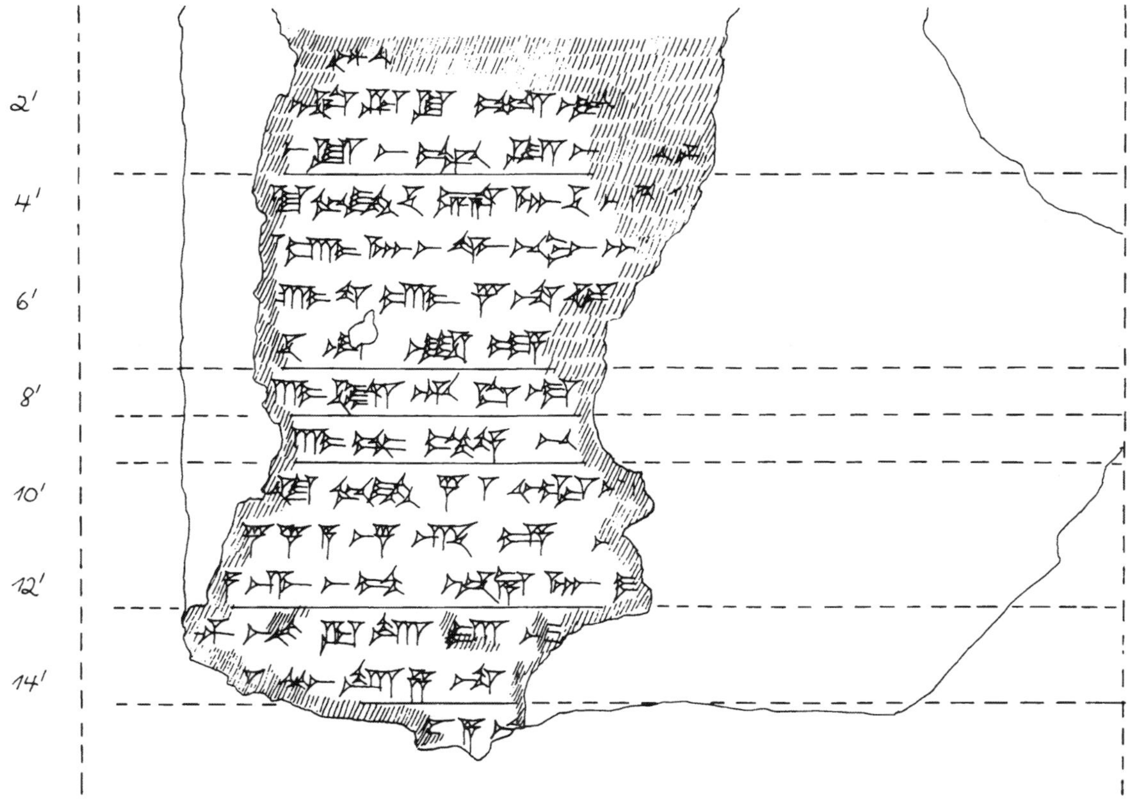

116 A 267 + VAT 13743

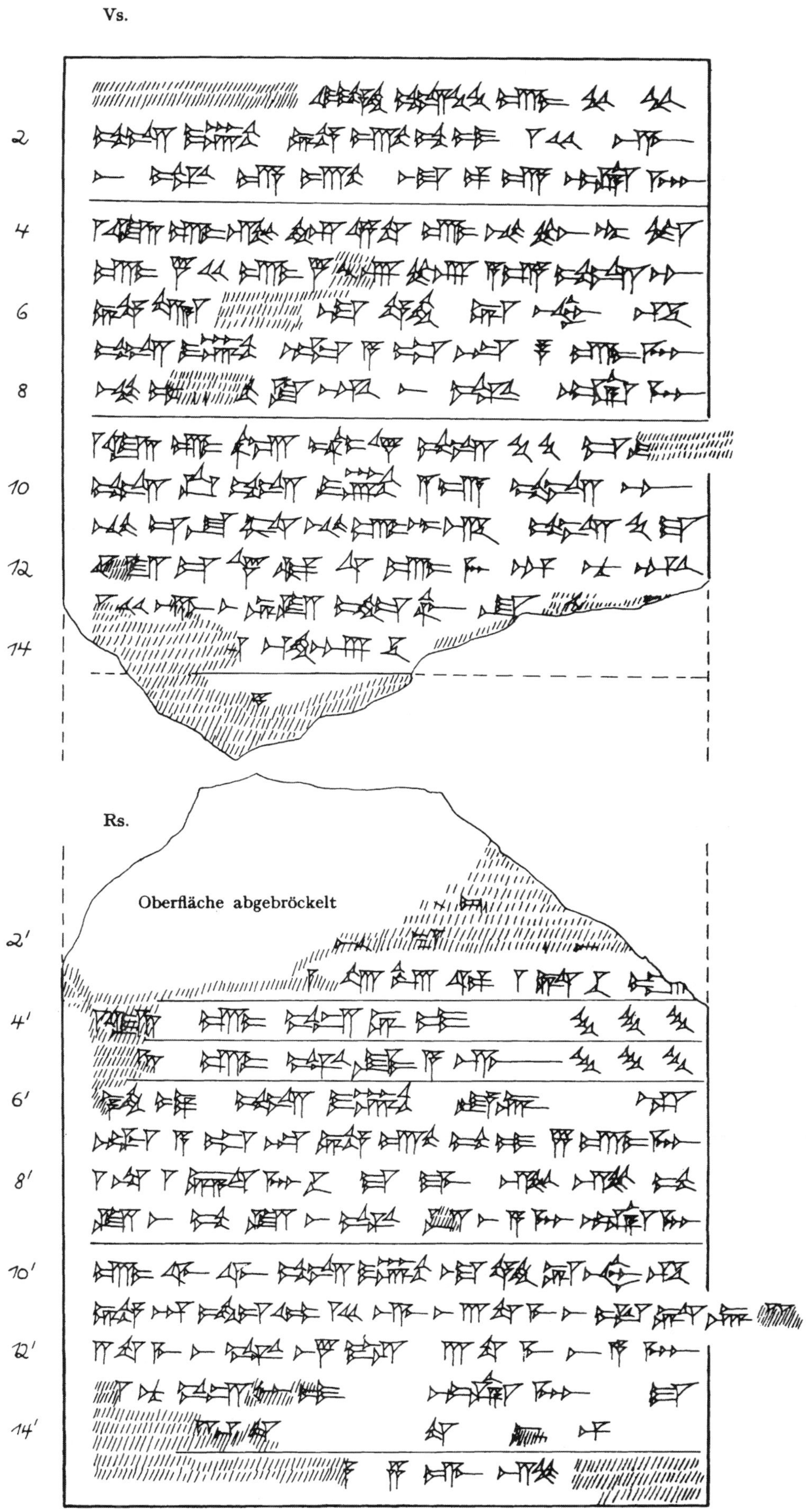

117 VAT 13910

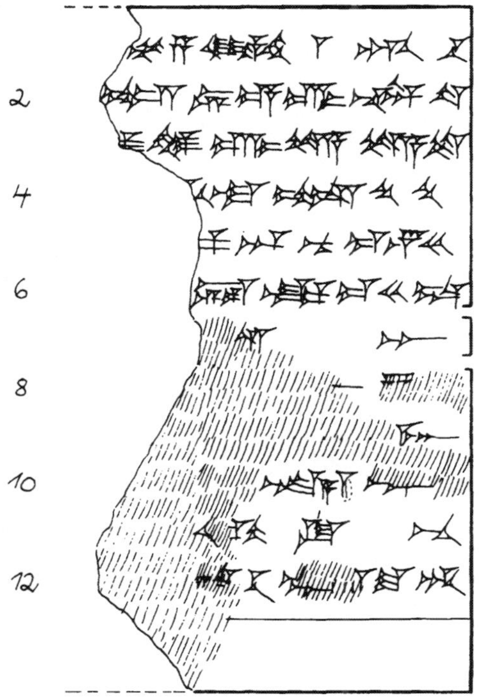

118 VAT 13908*

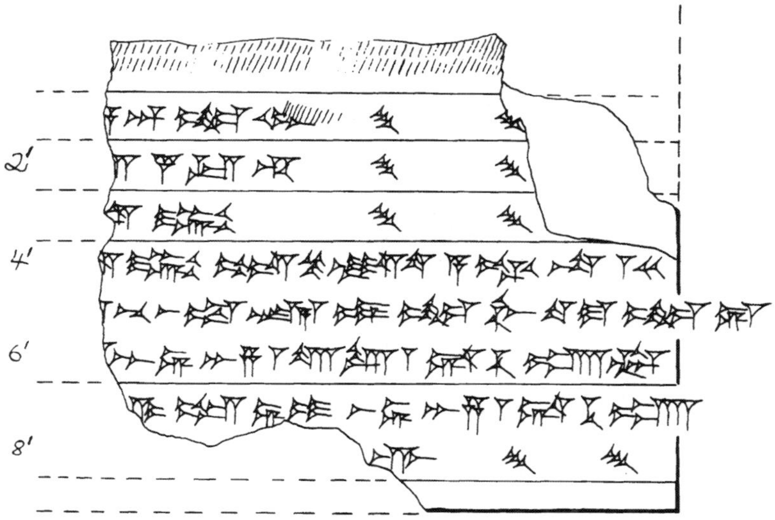

119 VAT 11112*

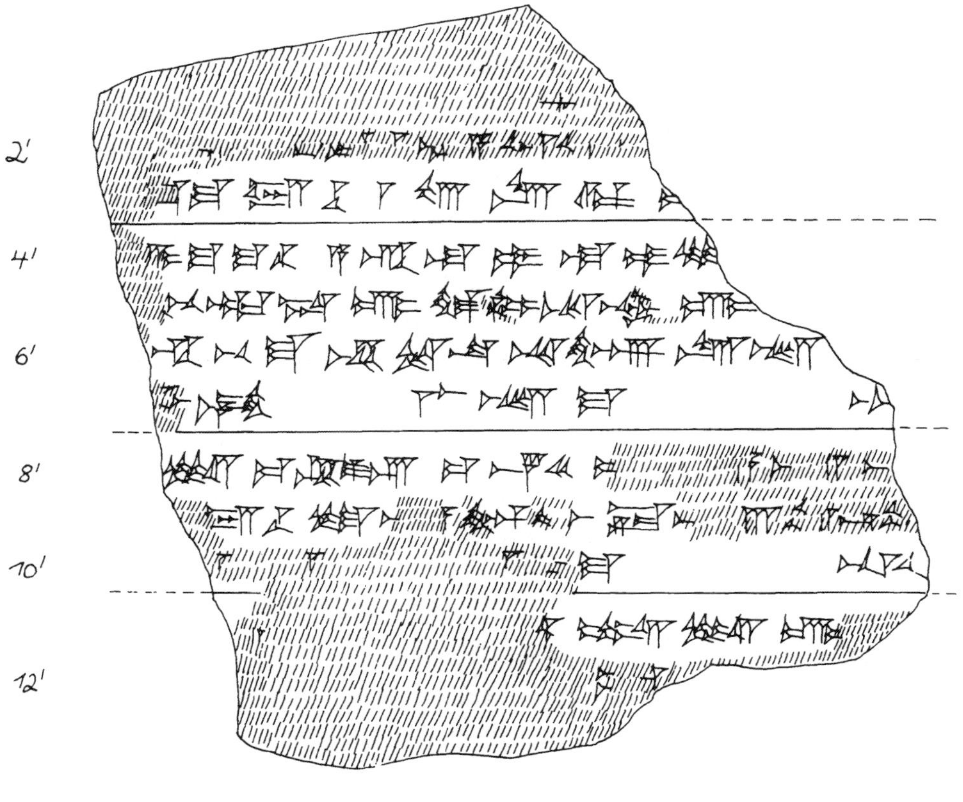

Kol. II

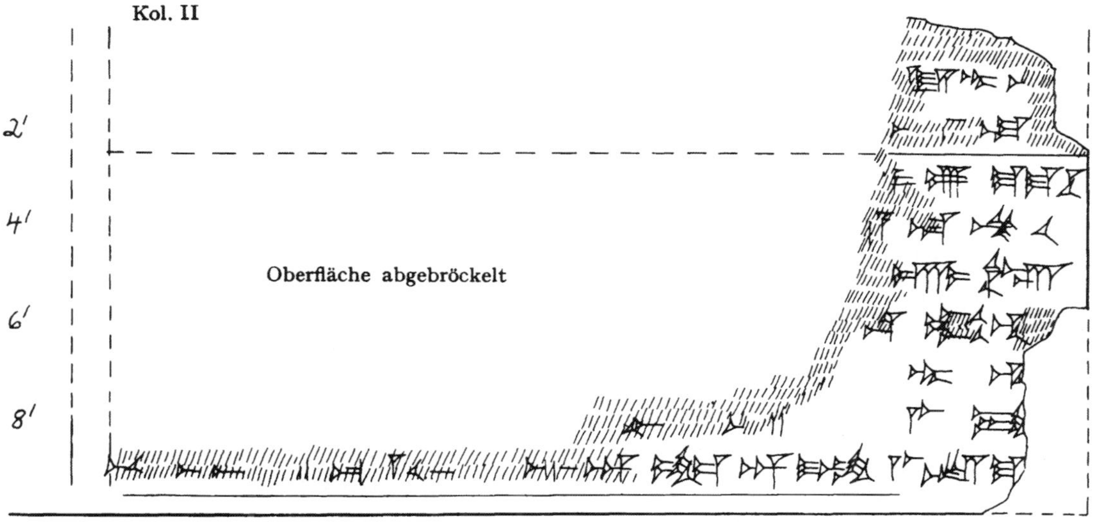

Kol. III

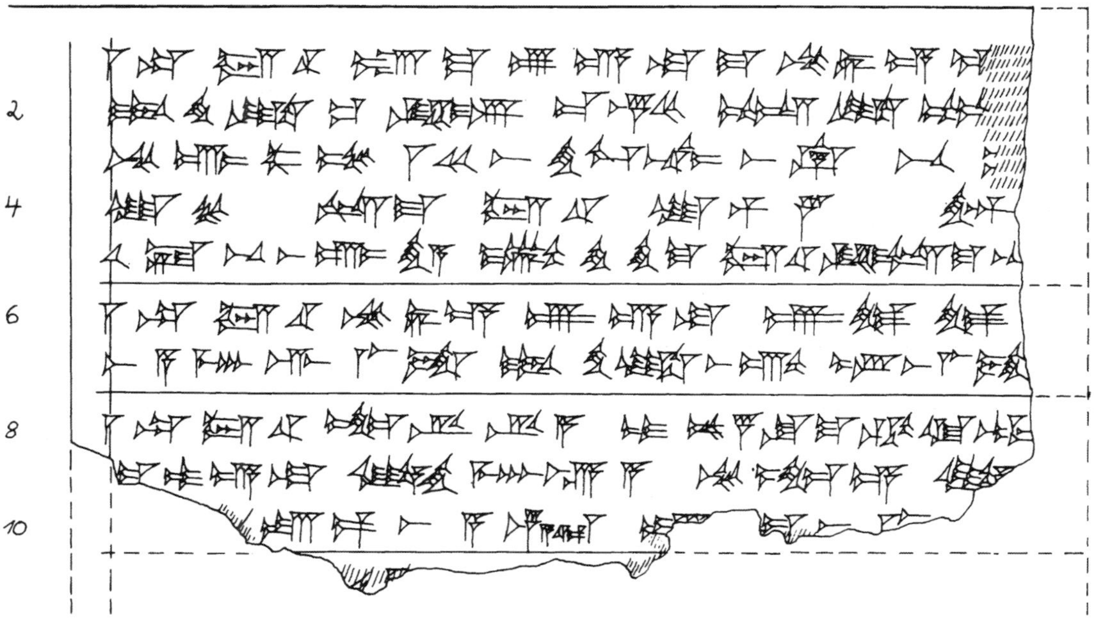

Kol. IV

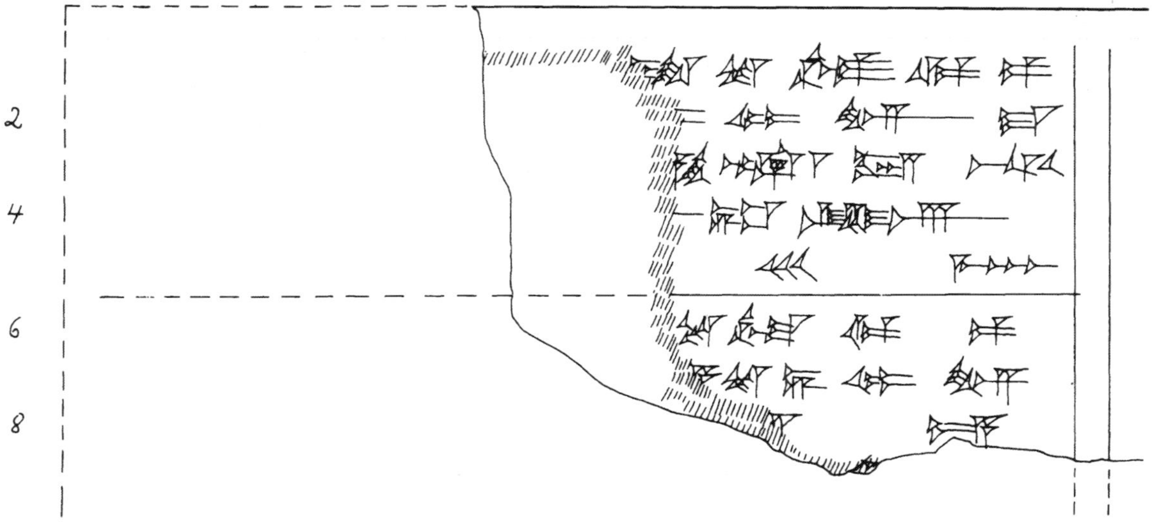

121 VAT 8949

Vs.

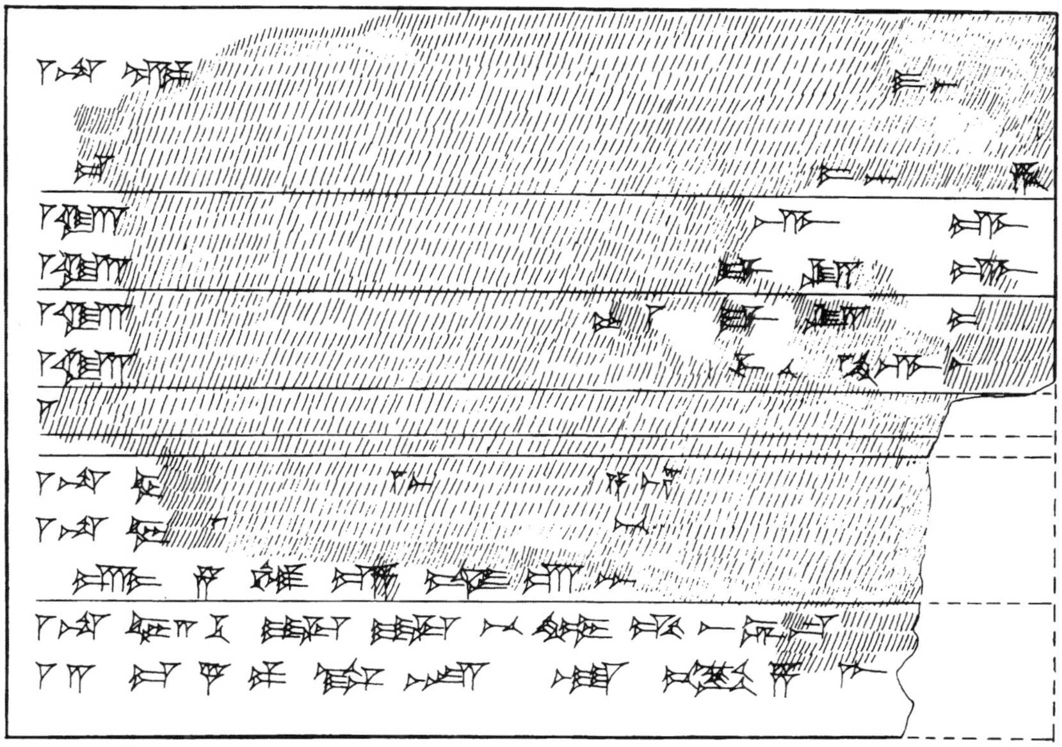

Rs.

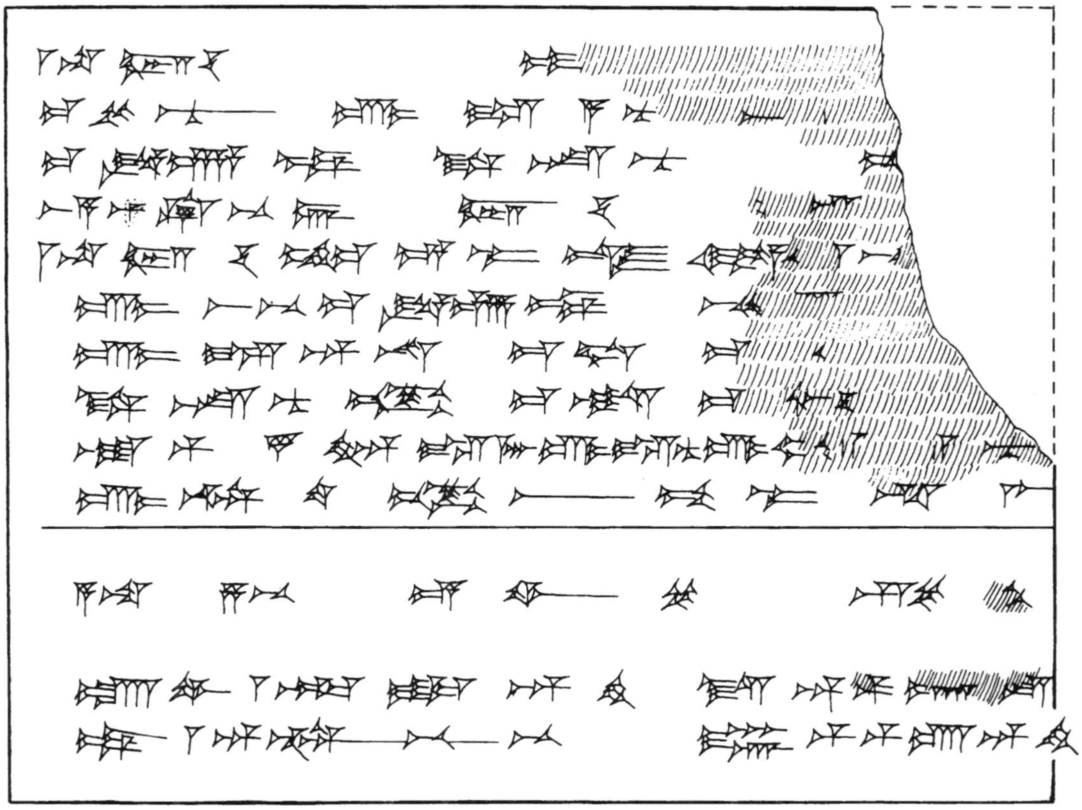

122 A 264 + 269

Vs.

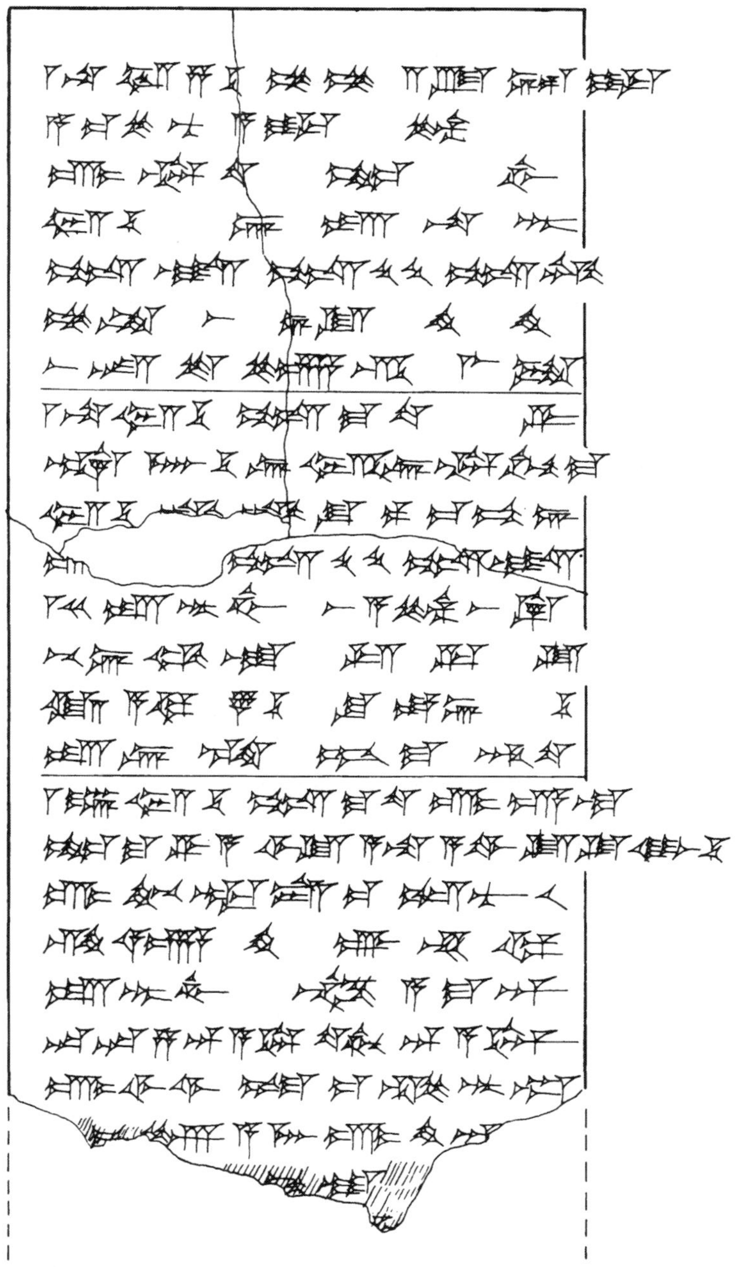

Rs.

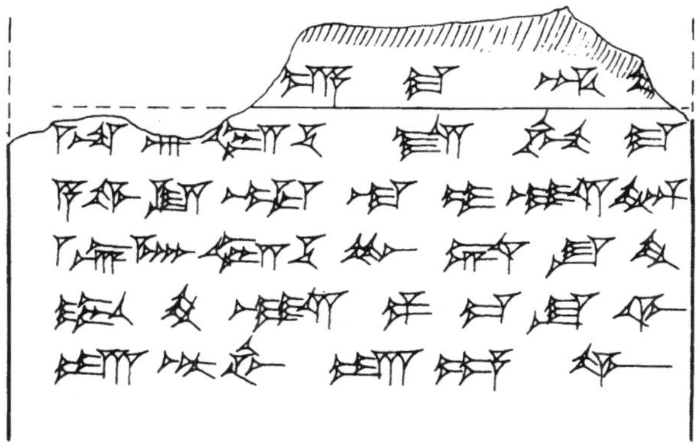

122 A 264 + 269

Rs.

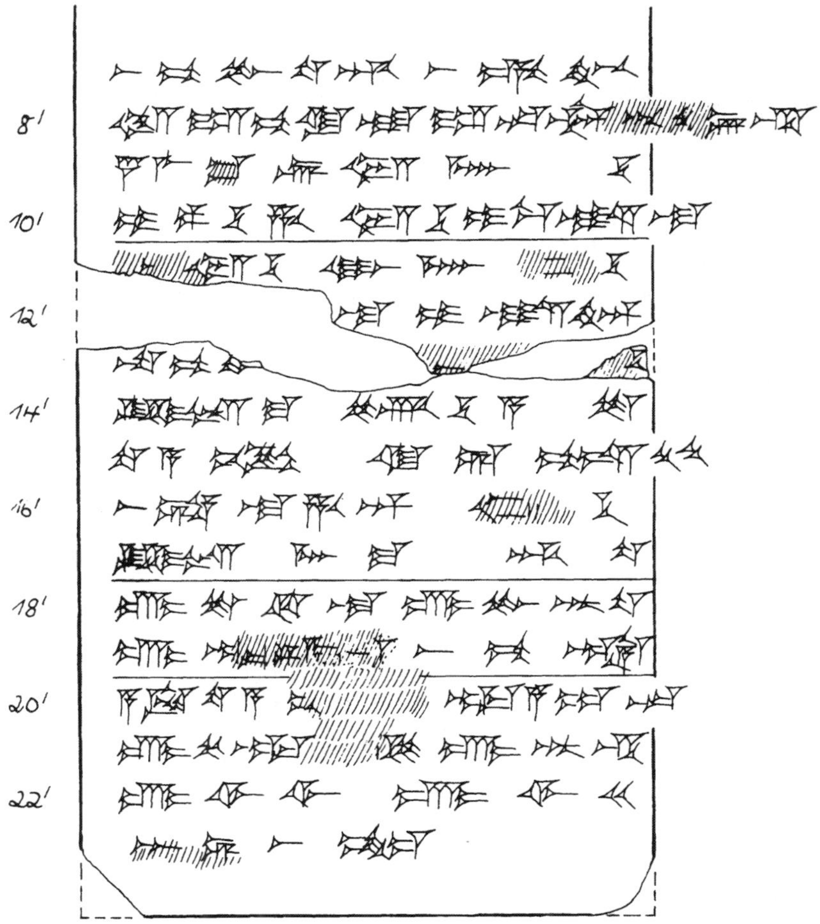

(Rand)

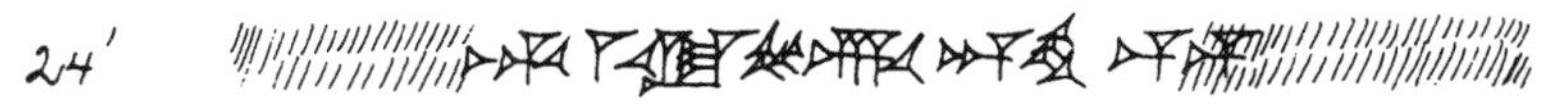

123 VAT 13736*

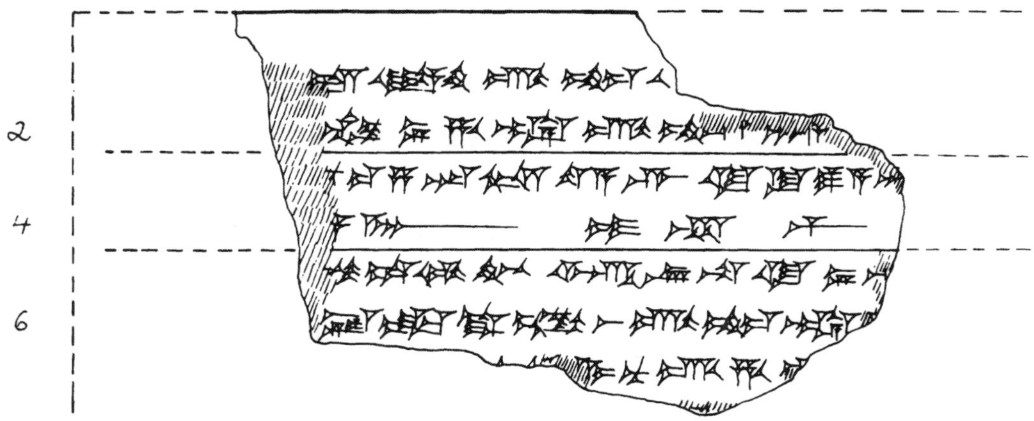

Kol. I

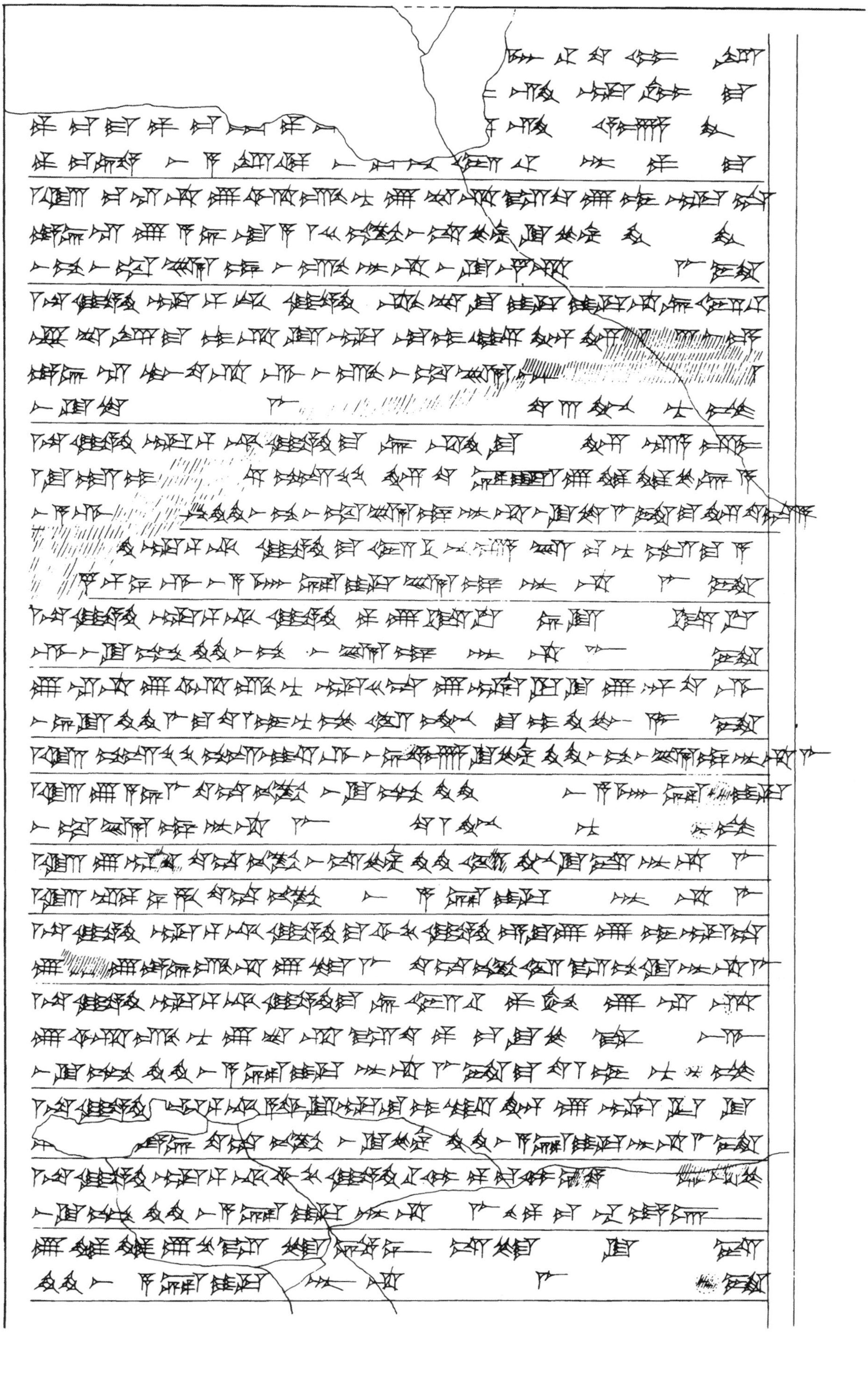

124 VAT 8772 + 15549*

Kol. I

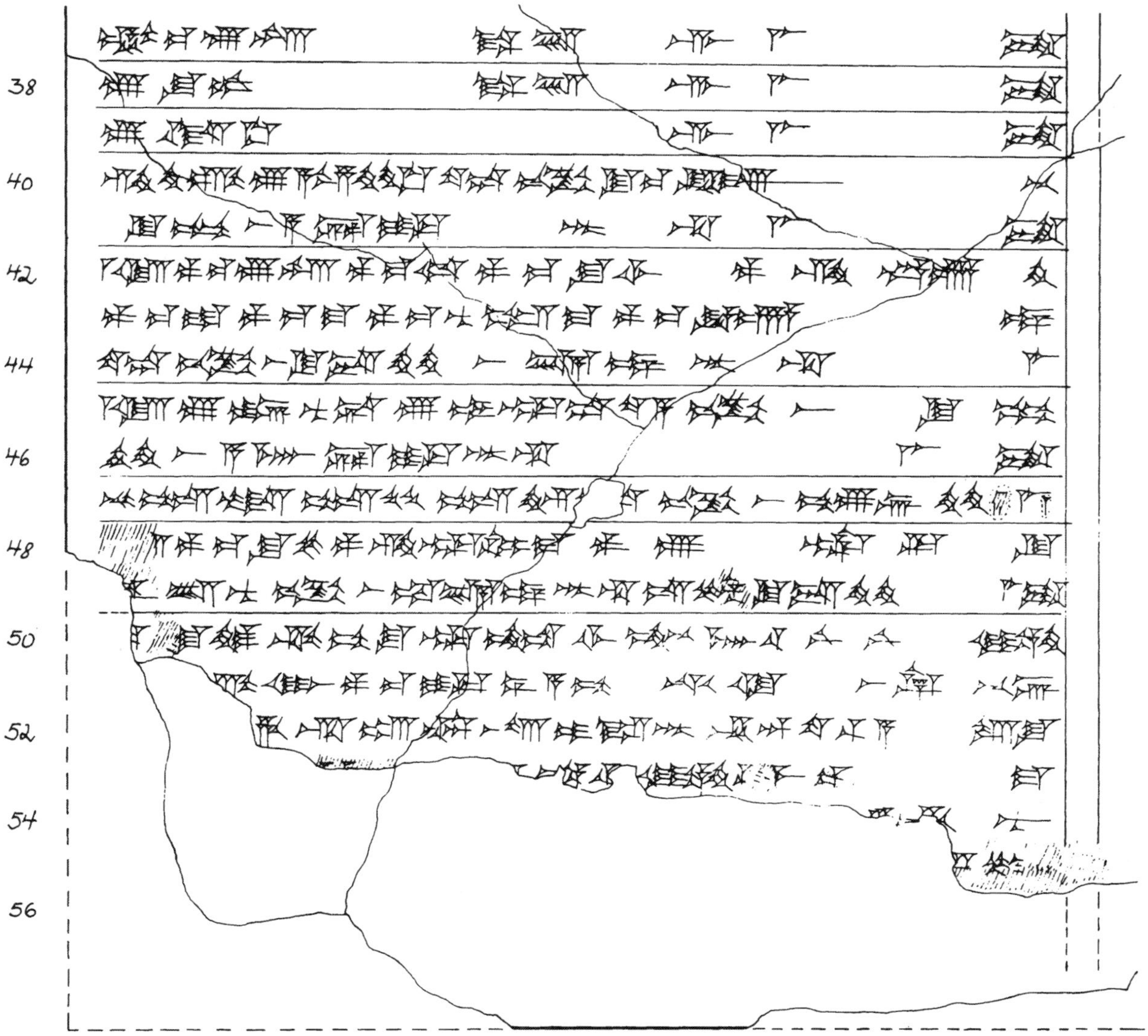

Kol. II

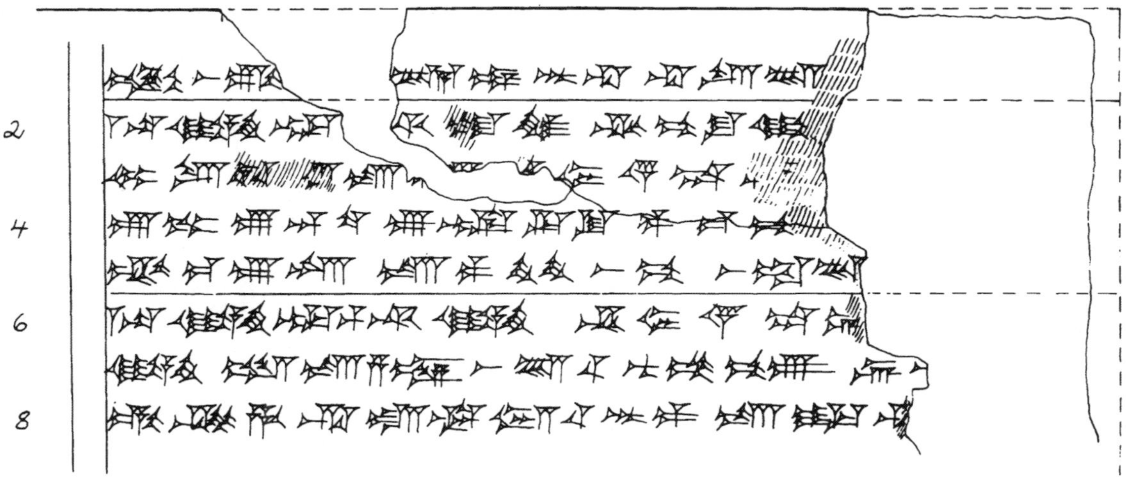

124 VAT 8772 + 15549*

Kol. II

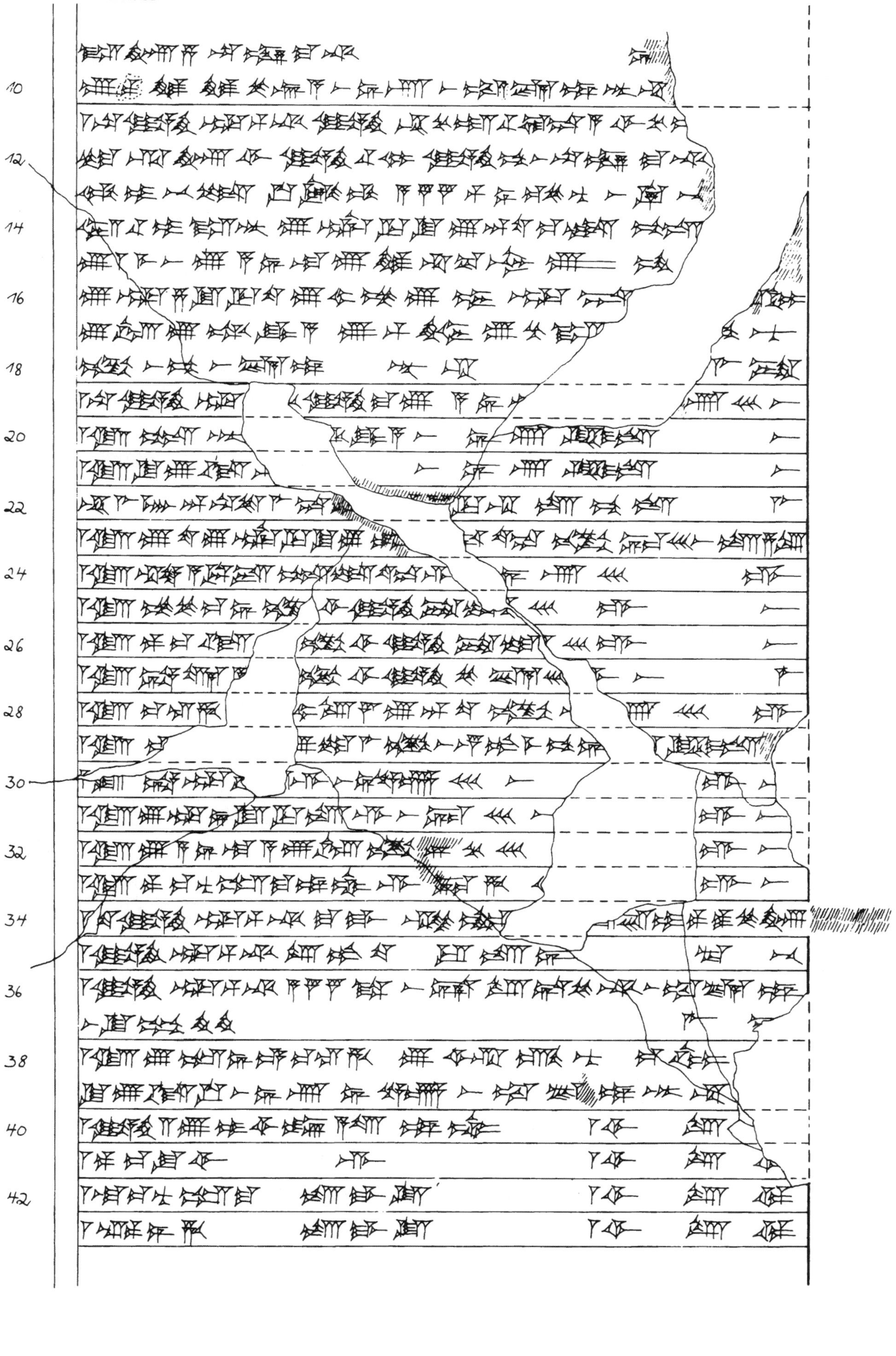

124 VAT 8772 + 15549*

Kol. II

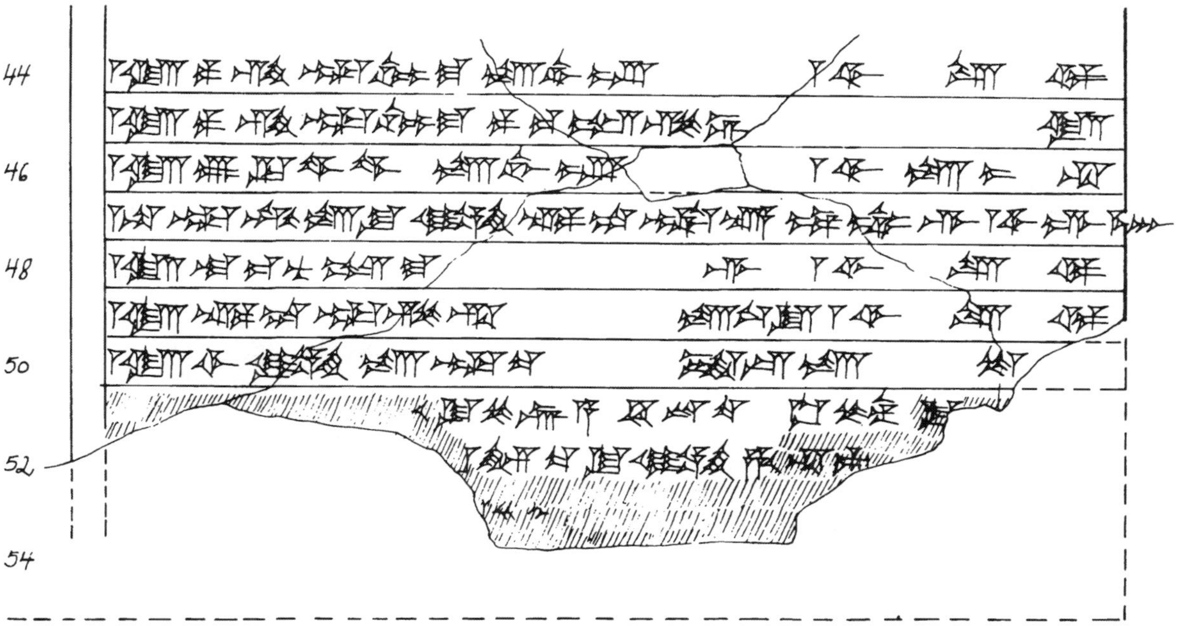

Kol. III

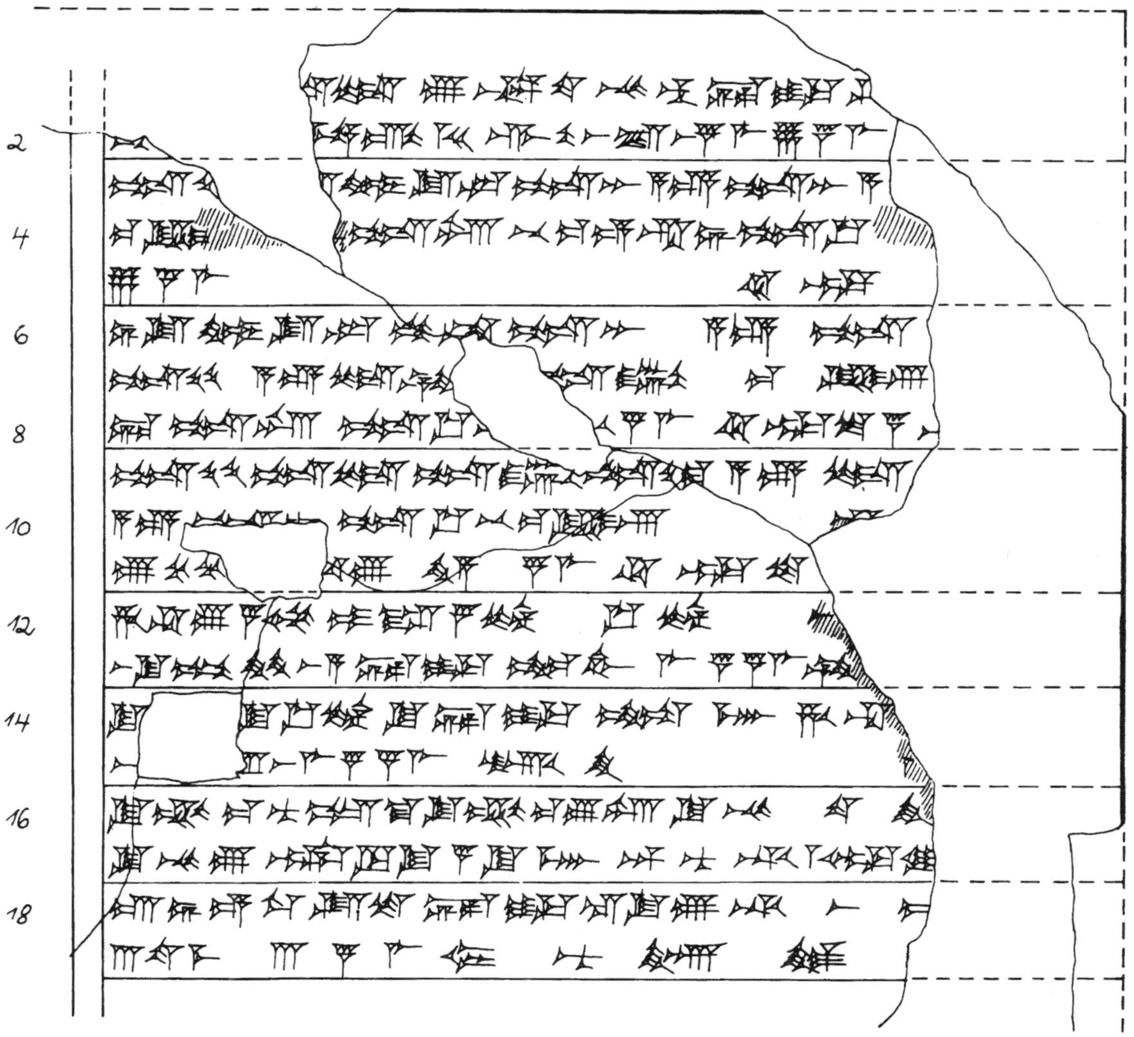

124 VAT 8772 + 15549*

Kol. III

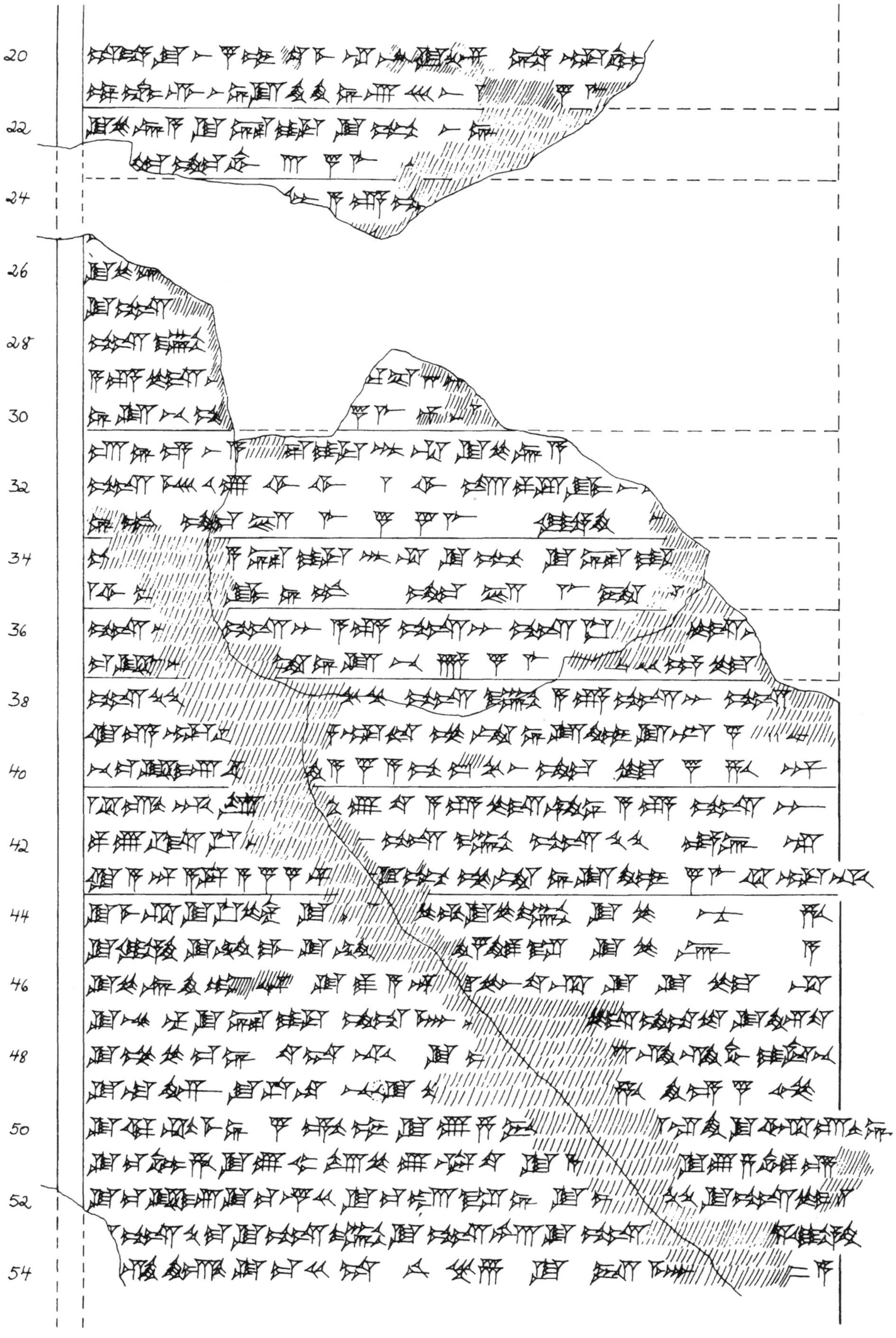

124 VAT 8772 + 15549*

Kol. III

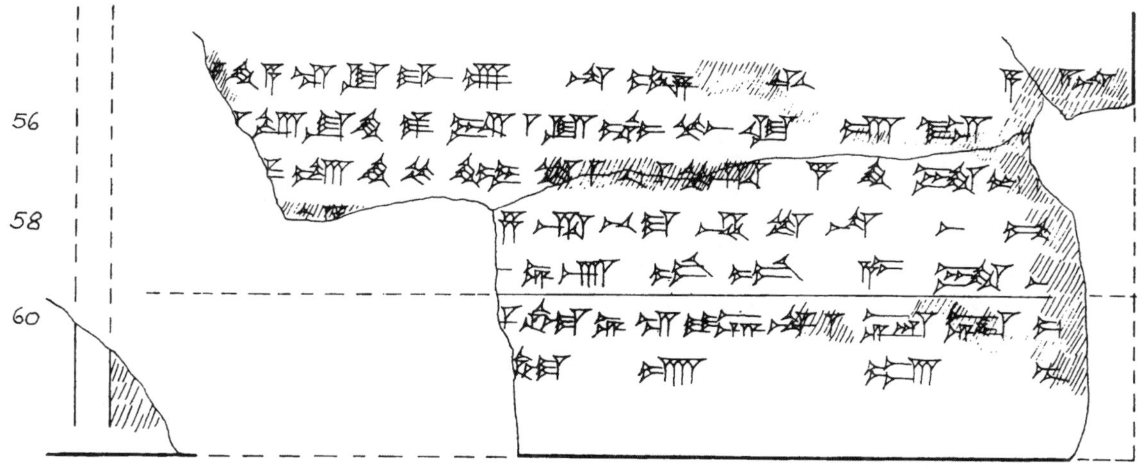

Kol. IV

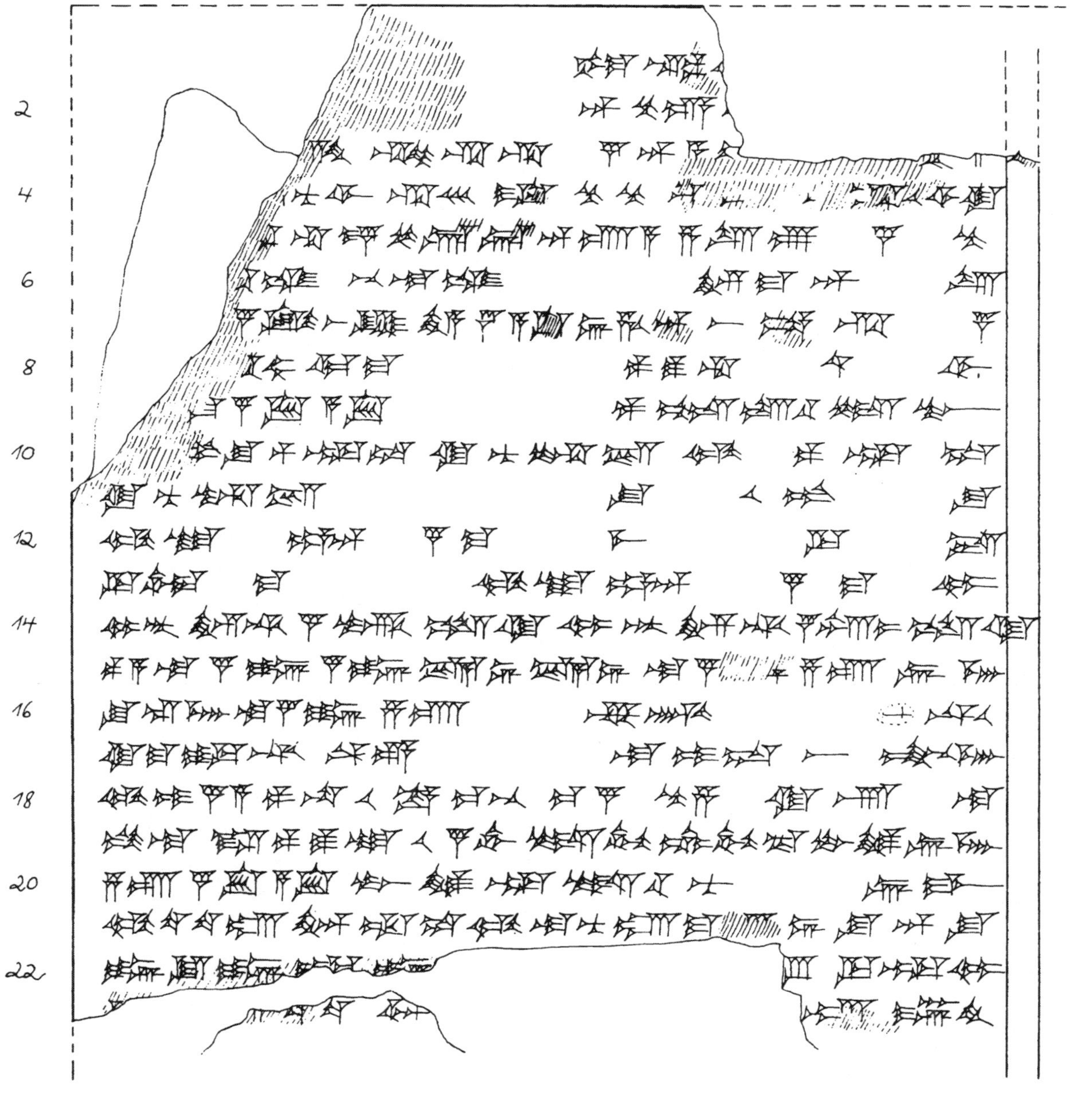

124 VAT 8772 + 15549*

Kol. IV

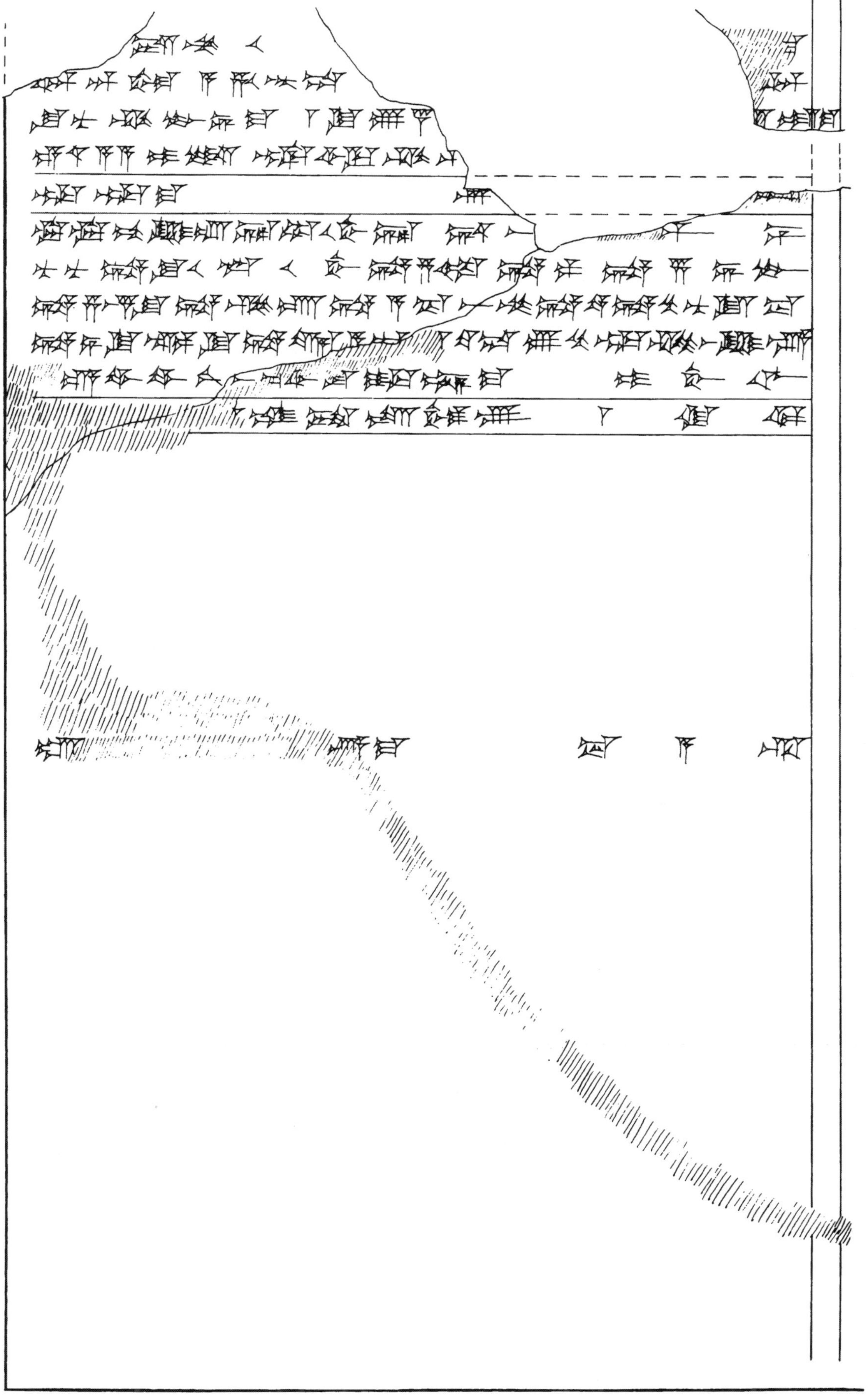

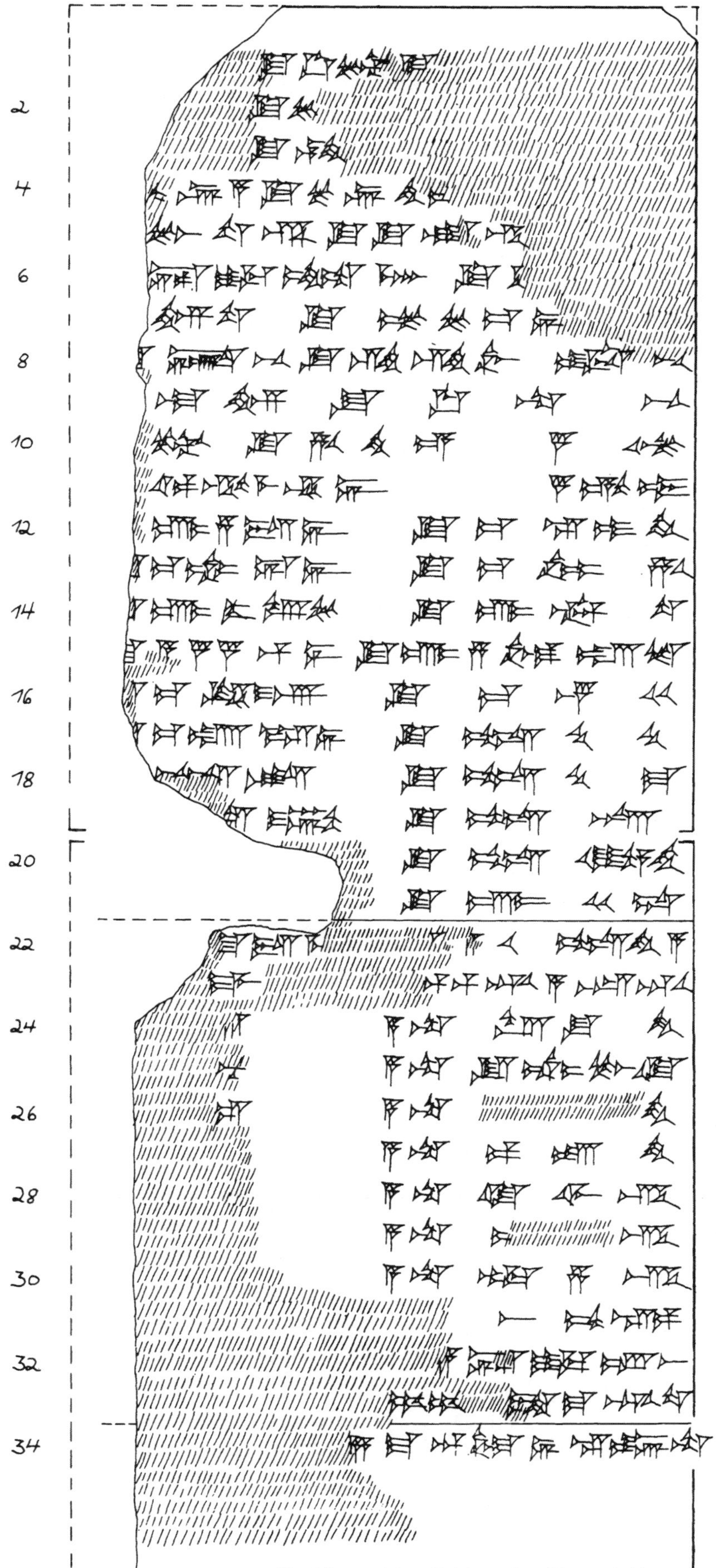

Es folgen einige Zeichen der Unterschrift,
die keinen Zusammenhang ergeben

126 A 255

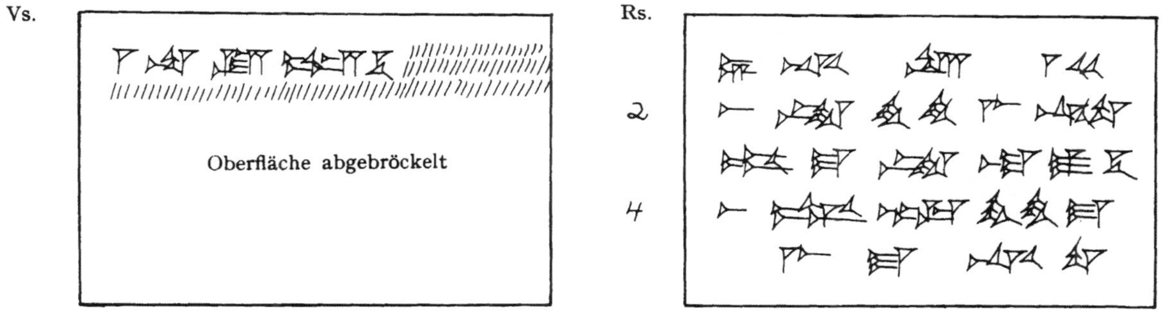

127 VAT 11224* + 11705*

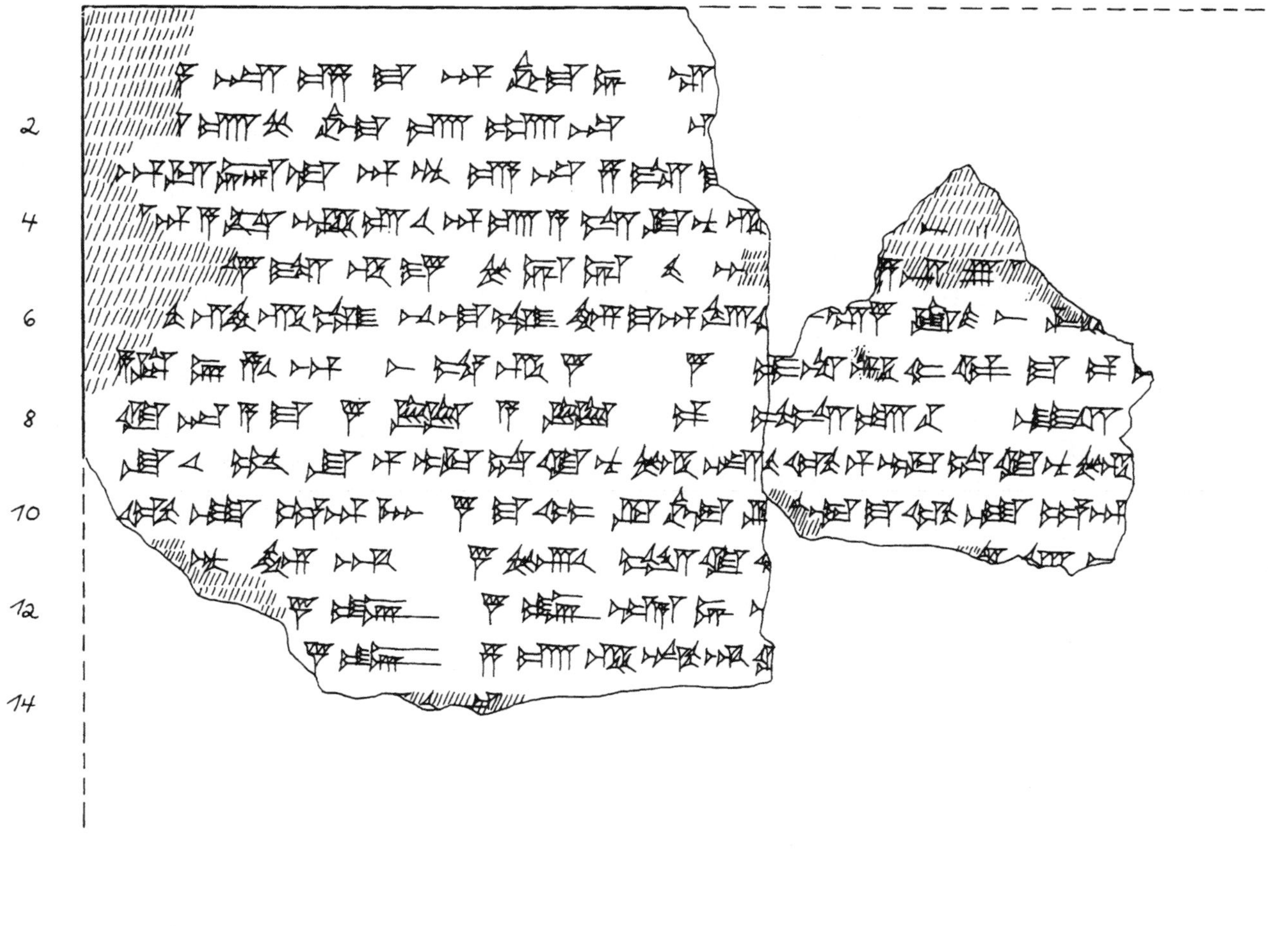

128 VAT 9955*

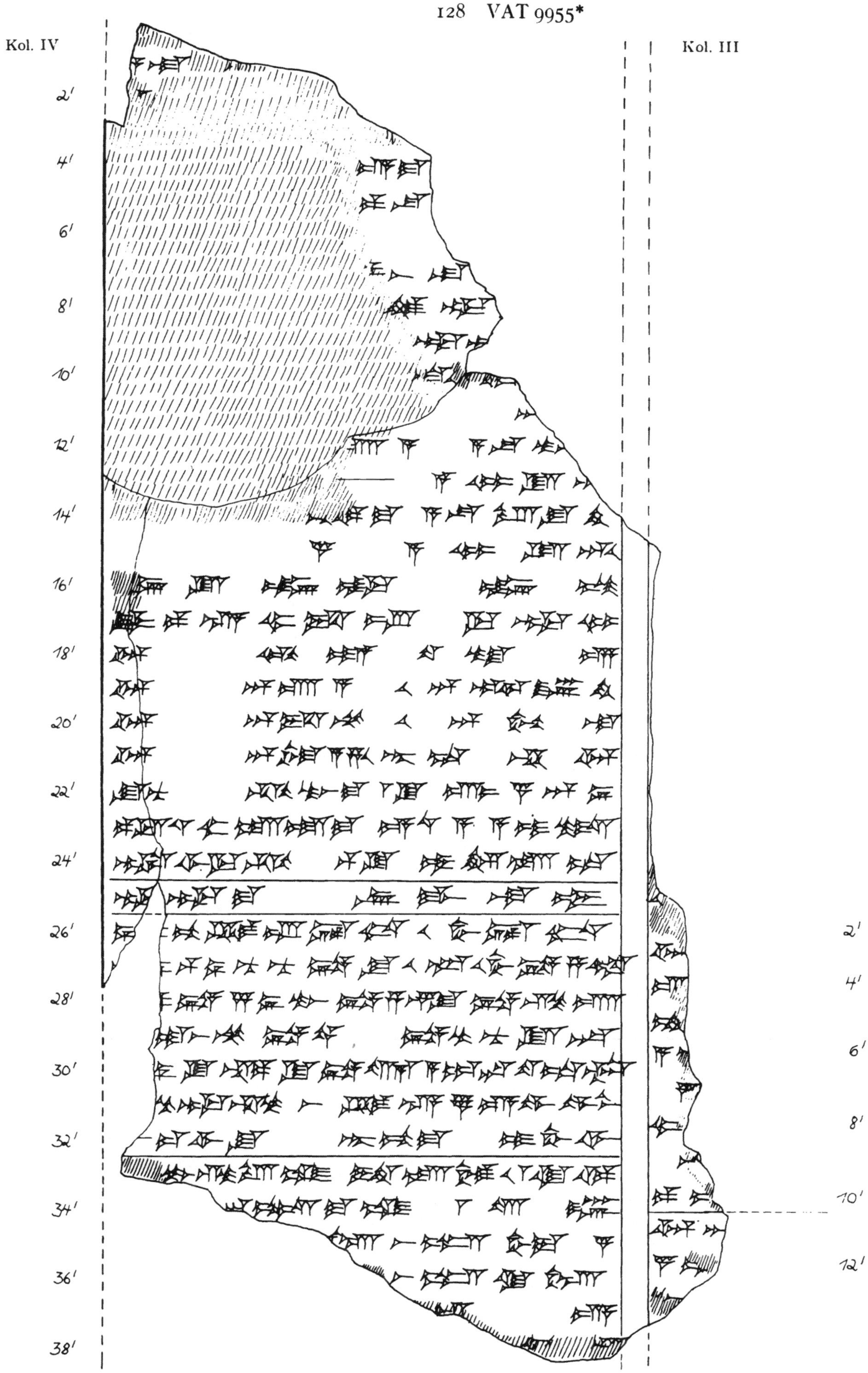

129 VAT 13790 + 13968

Kol. I

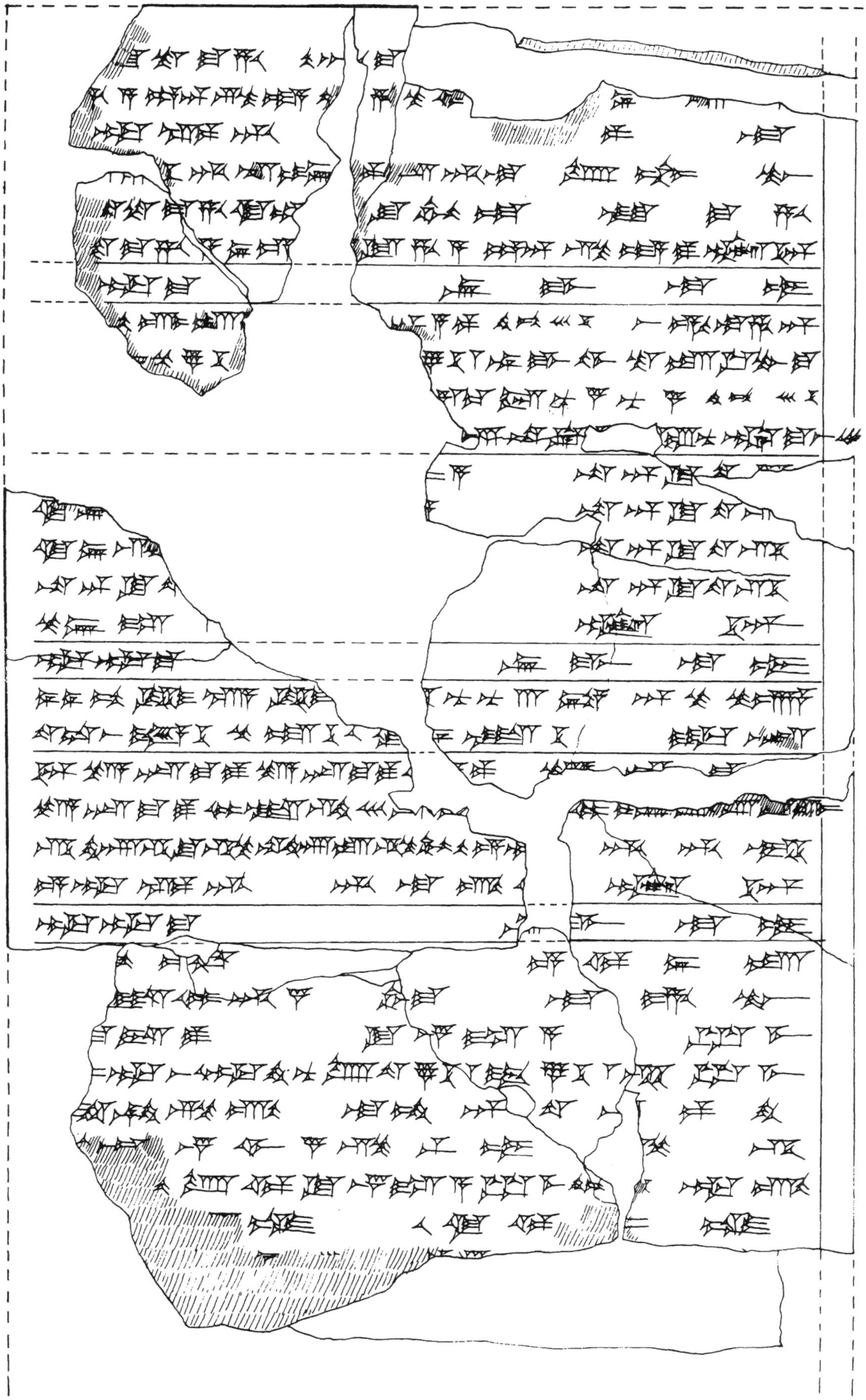

129 VAT 13790 + 13968

Kol. II

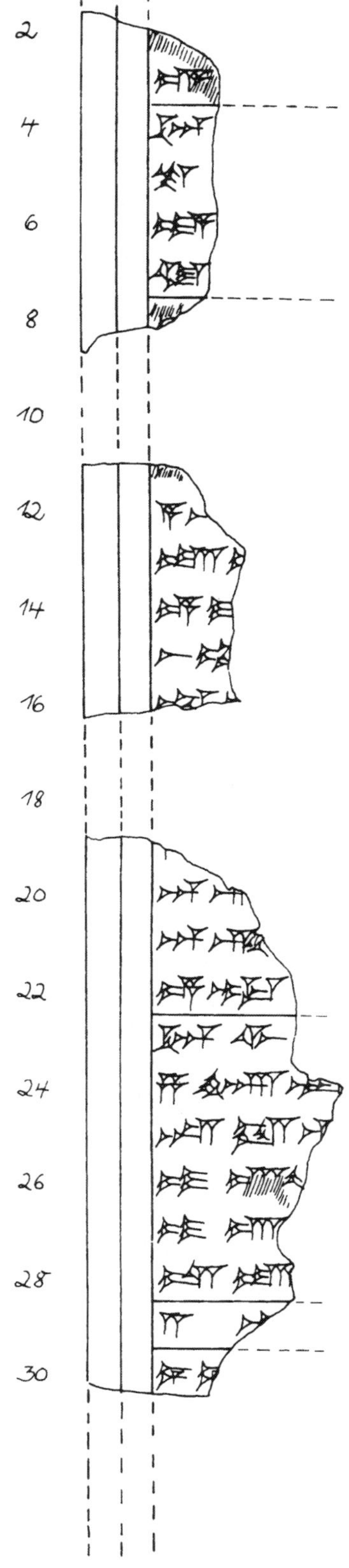

Kol. III ist vollständig abgebrochen;
Kol. IV auf Tafel 21

130 VAT 13742* + 13746*

Vs.

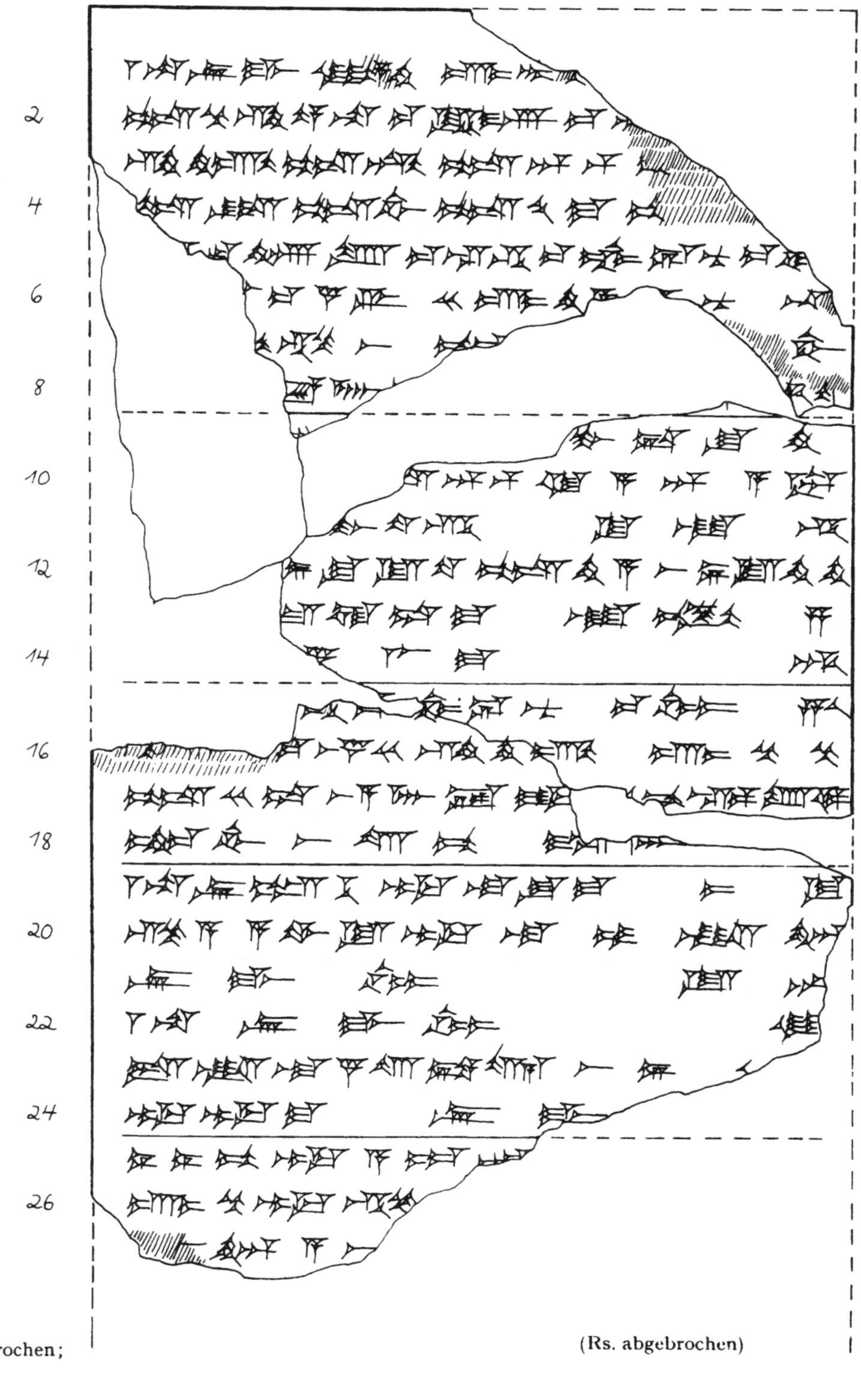

(Rs. abgebrochen)

129 VAT 13790 + 13968

Kol. IV

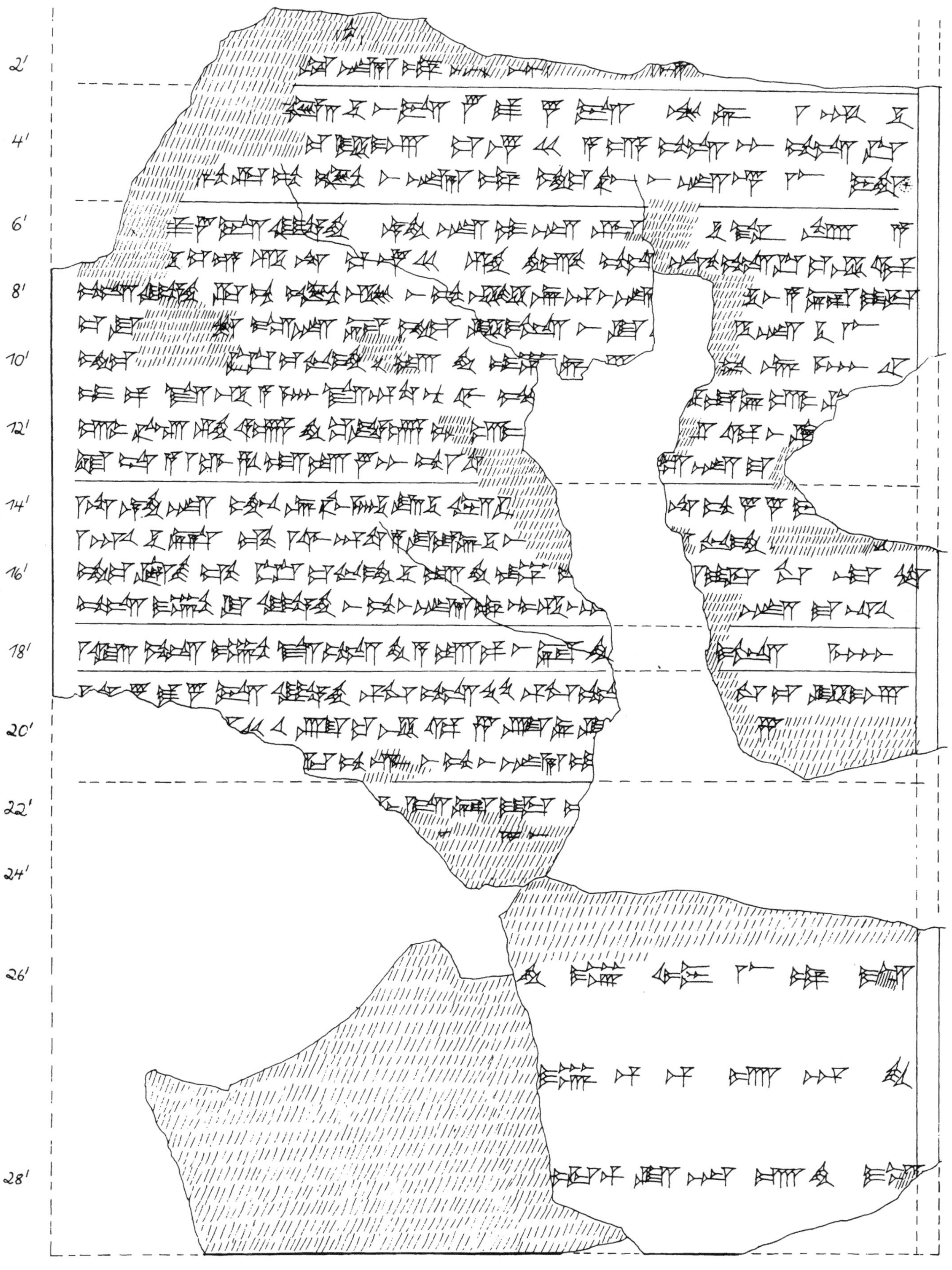

131 VAT 13775

Vs.

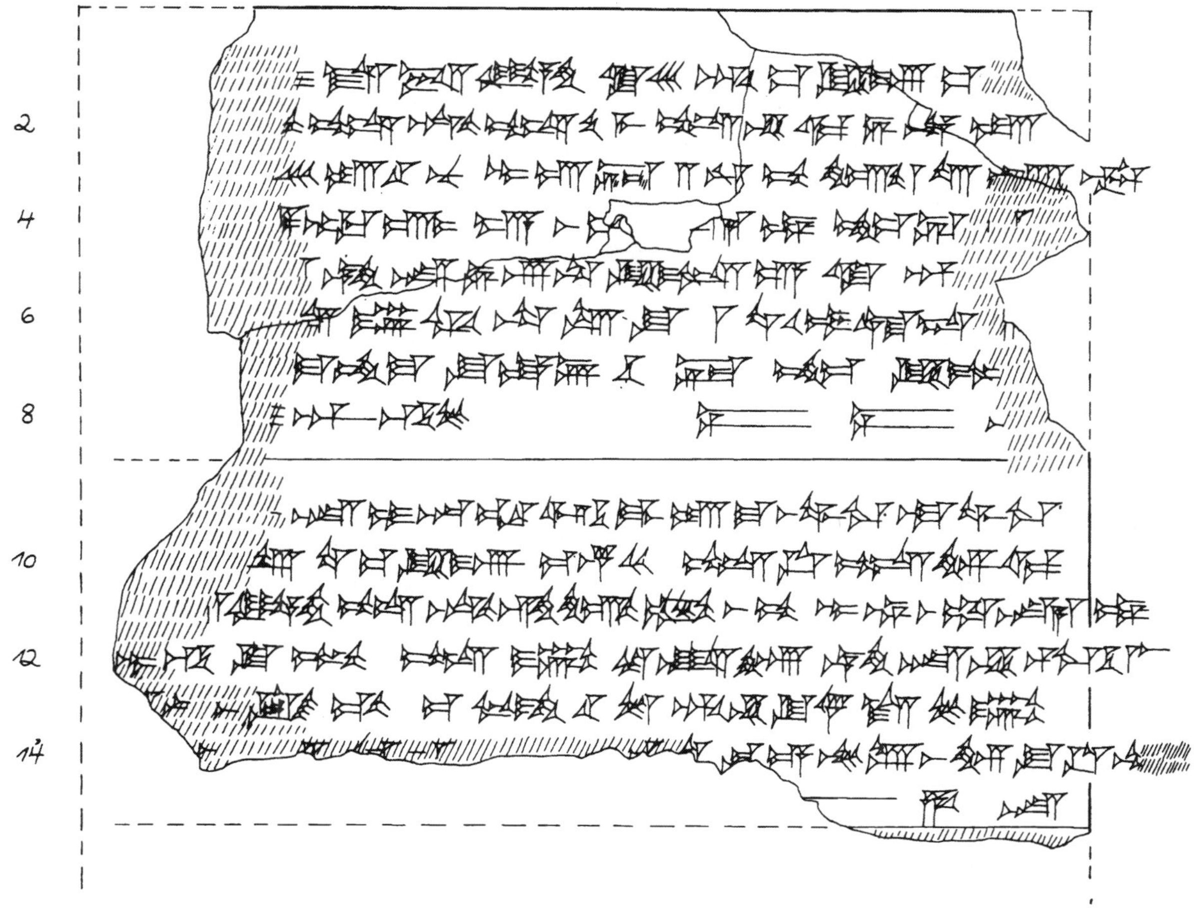

Rs.

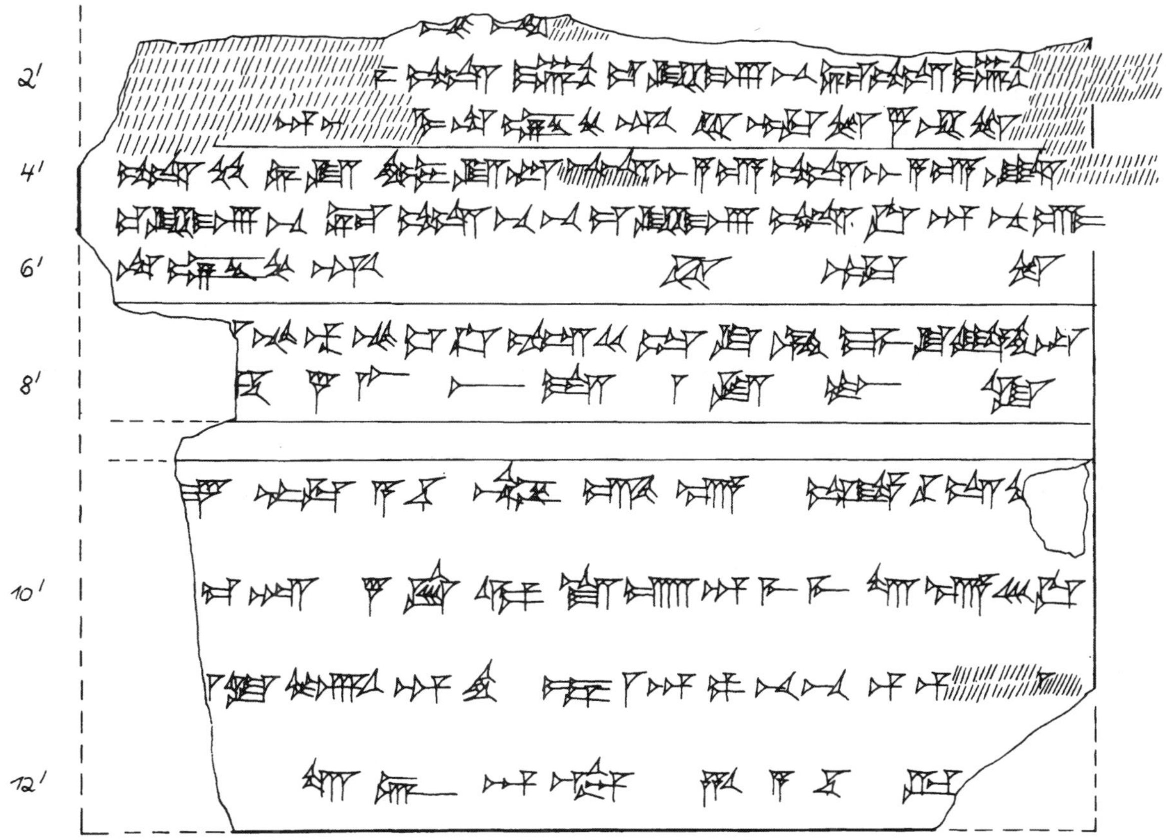

132 VAT 13891*

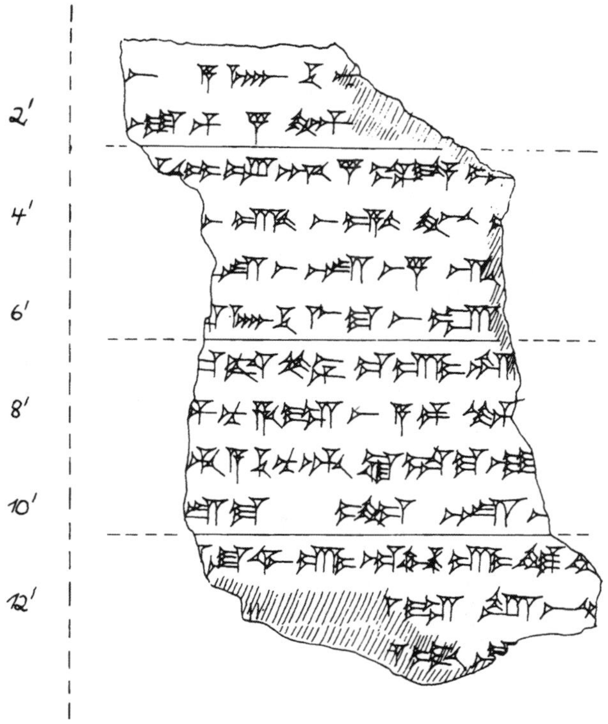

133 VAT 14001*

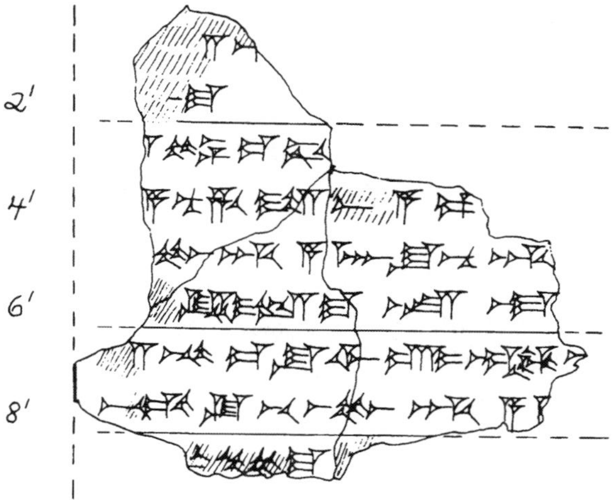

134 A 205

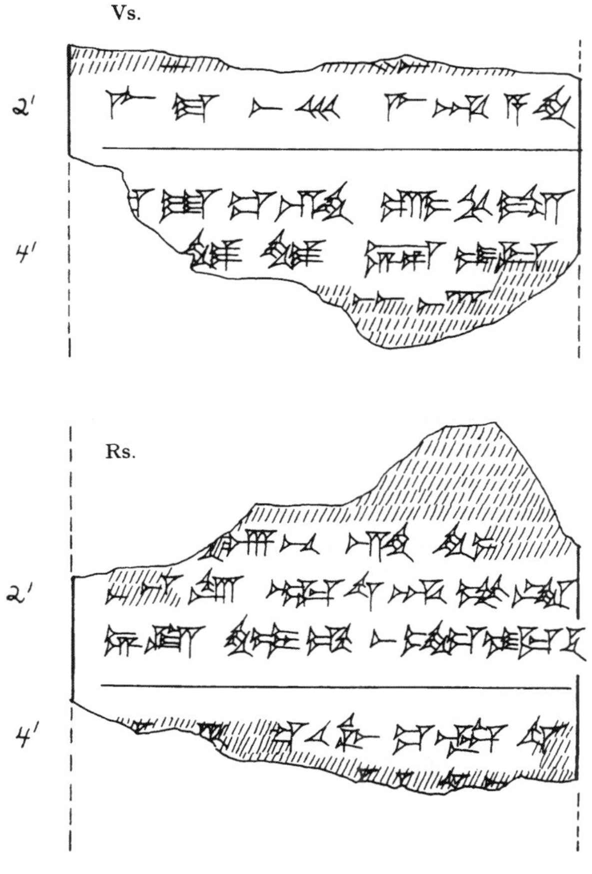

135 A 276*

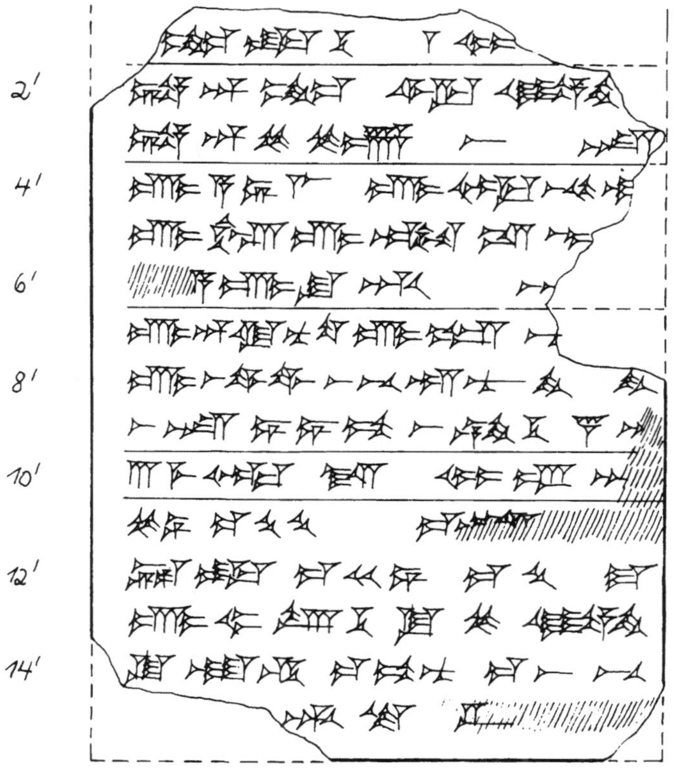

136 VAT 13770*

Kol. I Kol. II

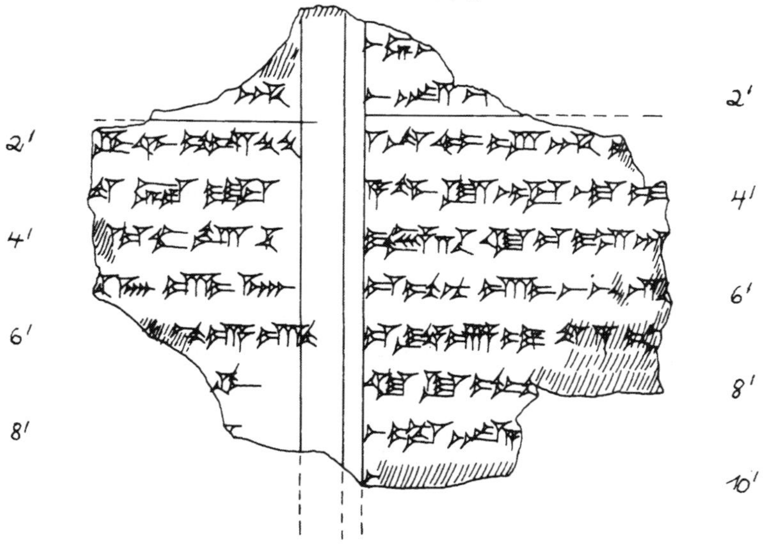

137 VAT 11685*

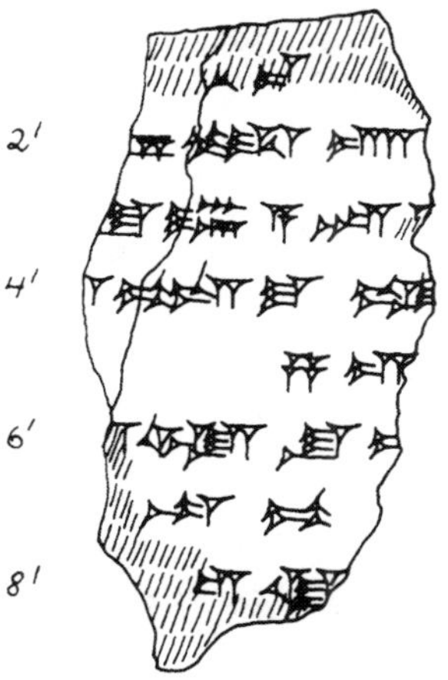

138 VAT 10645*

Kol. I Kol. II

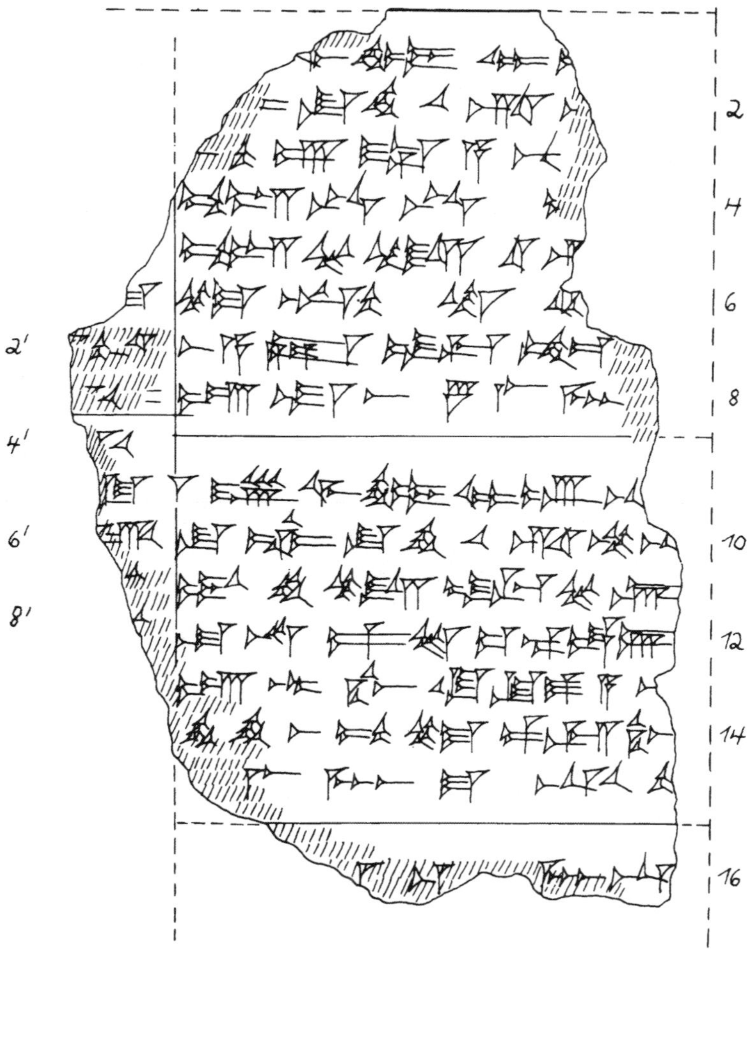

139 VAT 11577

Vs.

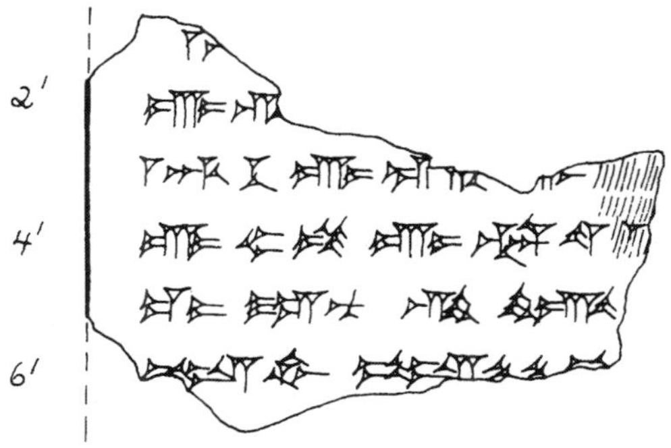

Rs.

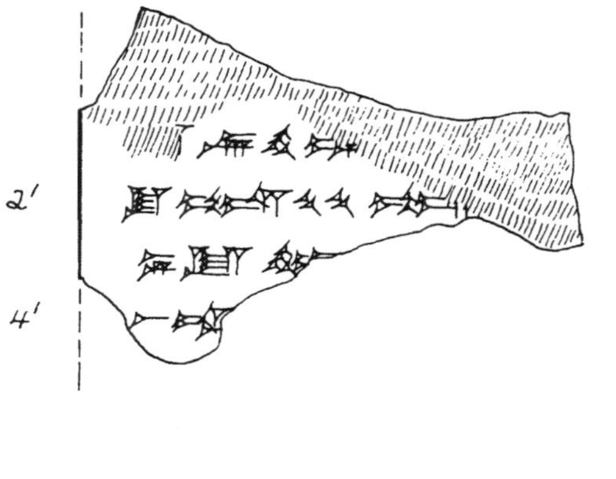

140 VAT 14427

Vs.

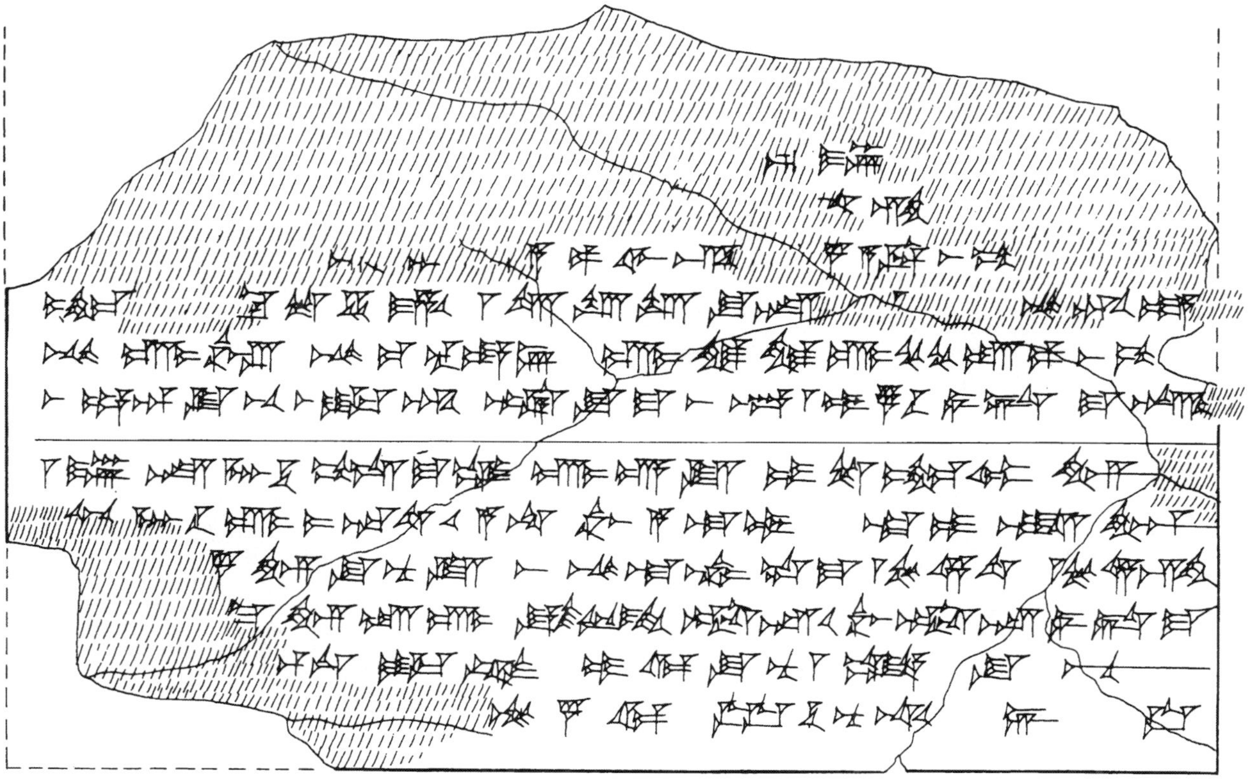

Rs.

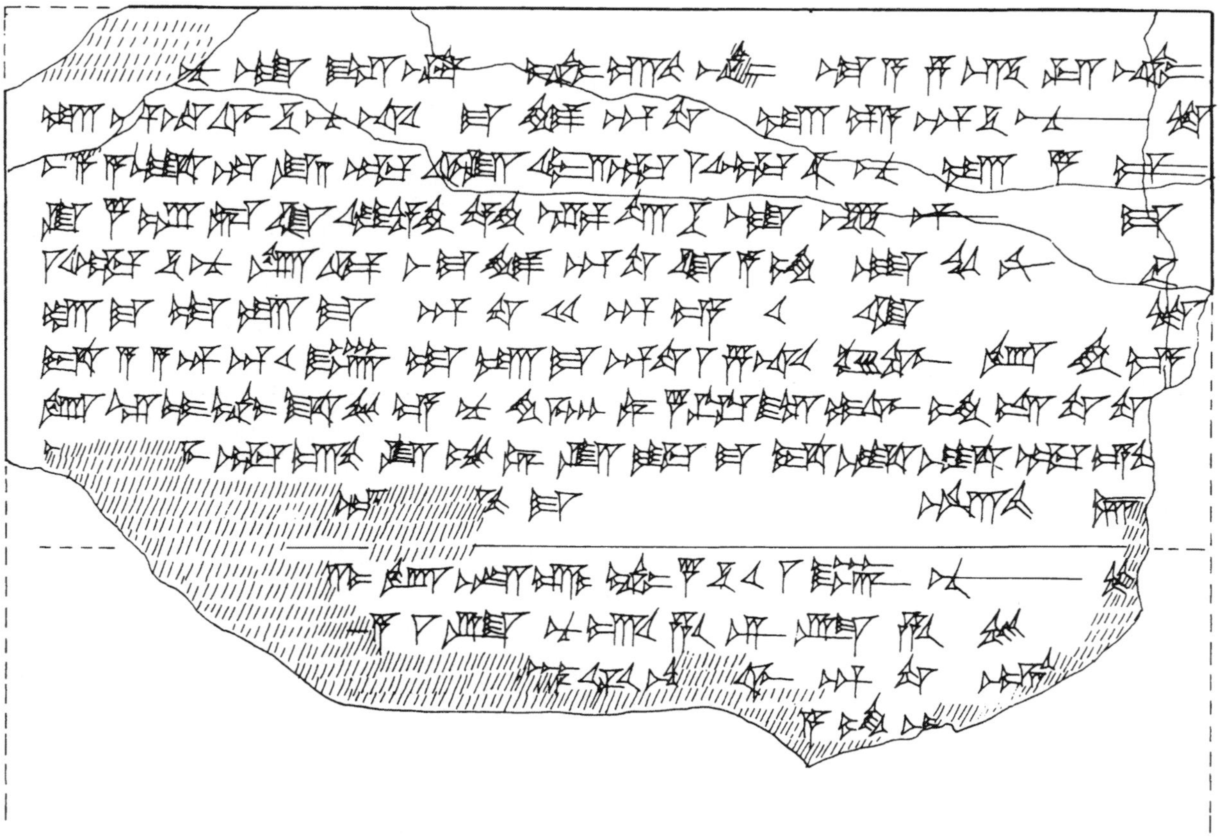

141 VAT 16448*

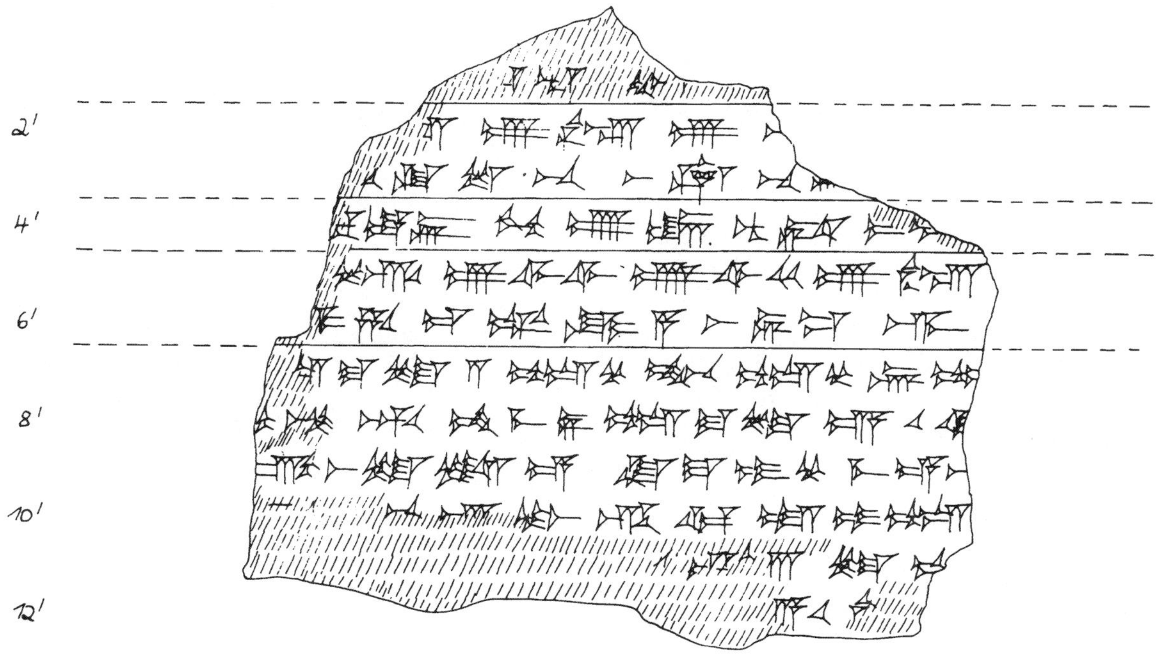

142 VAT 10981*

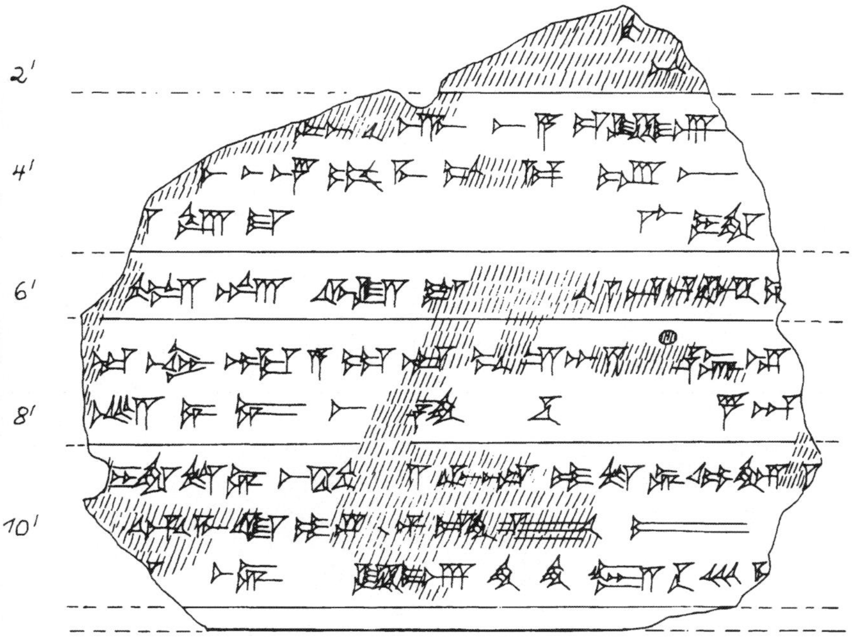

143 A 273*

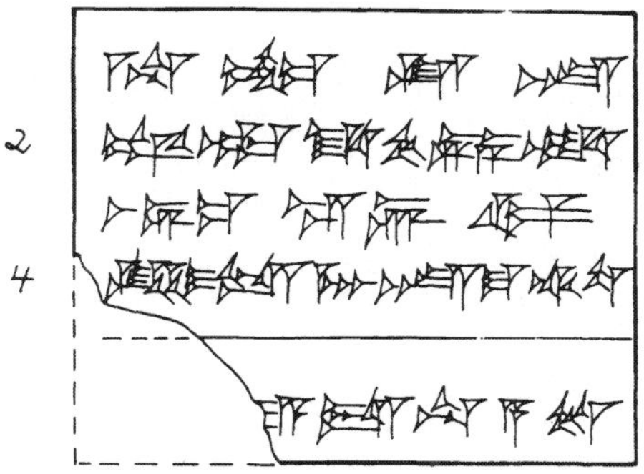

144 A 208*

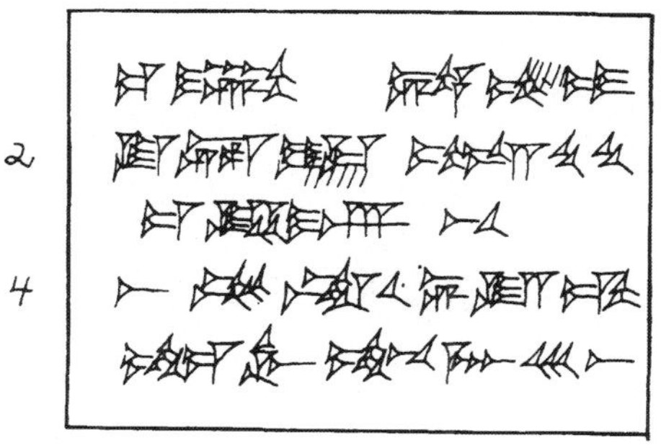

145 VAT 8968

Vs.

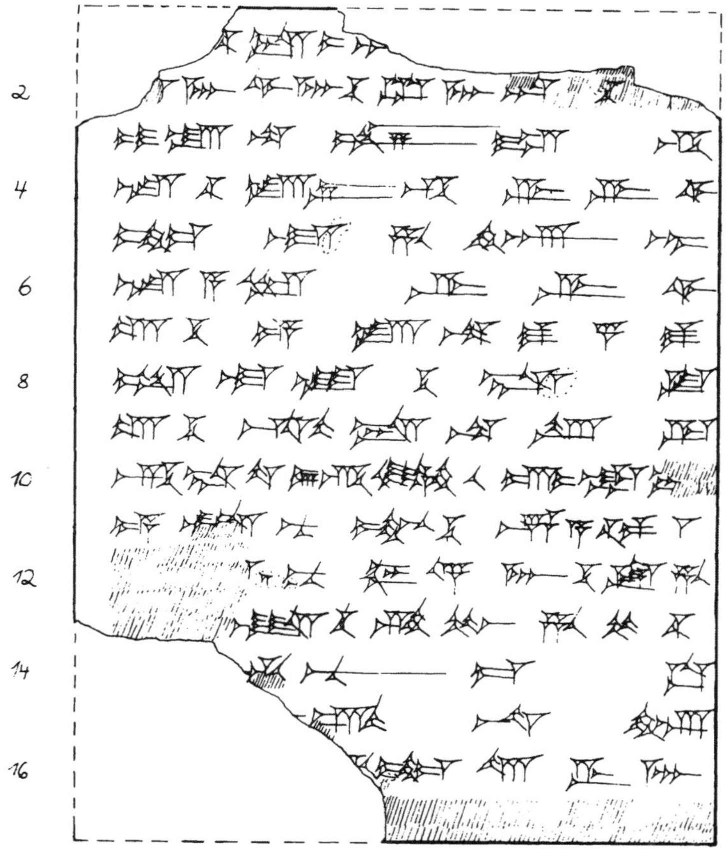

Rs.

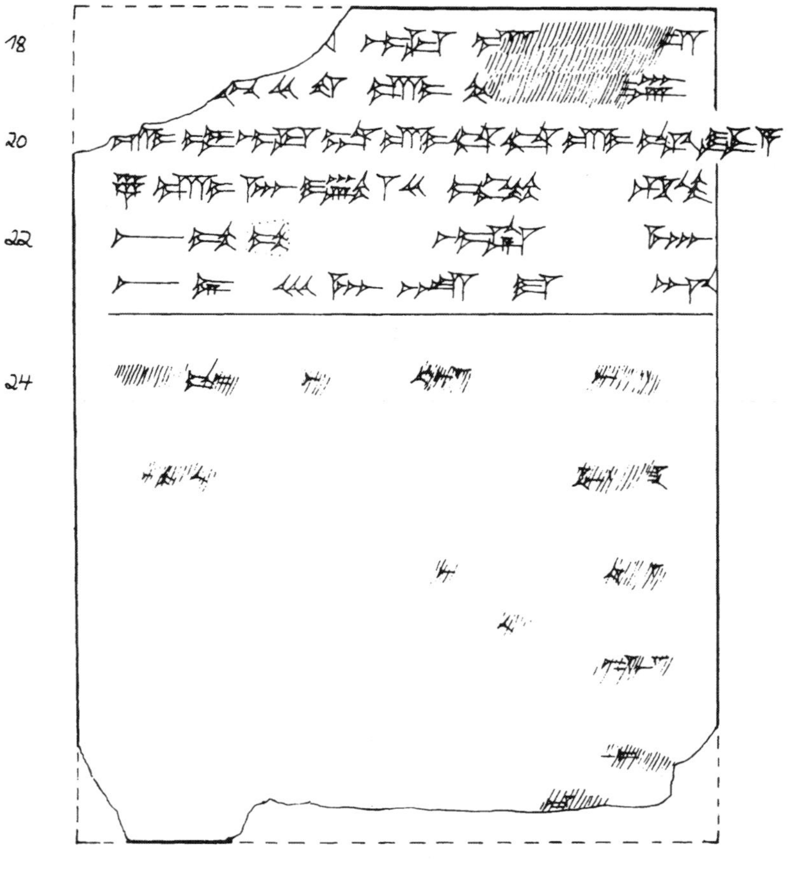

146 VAT 13793

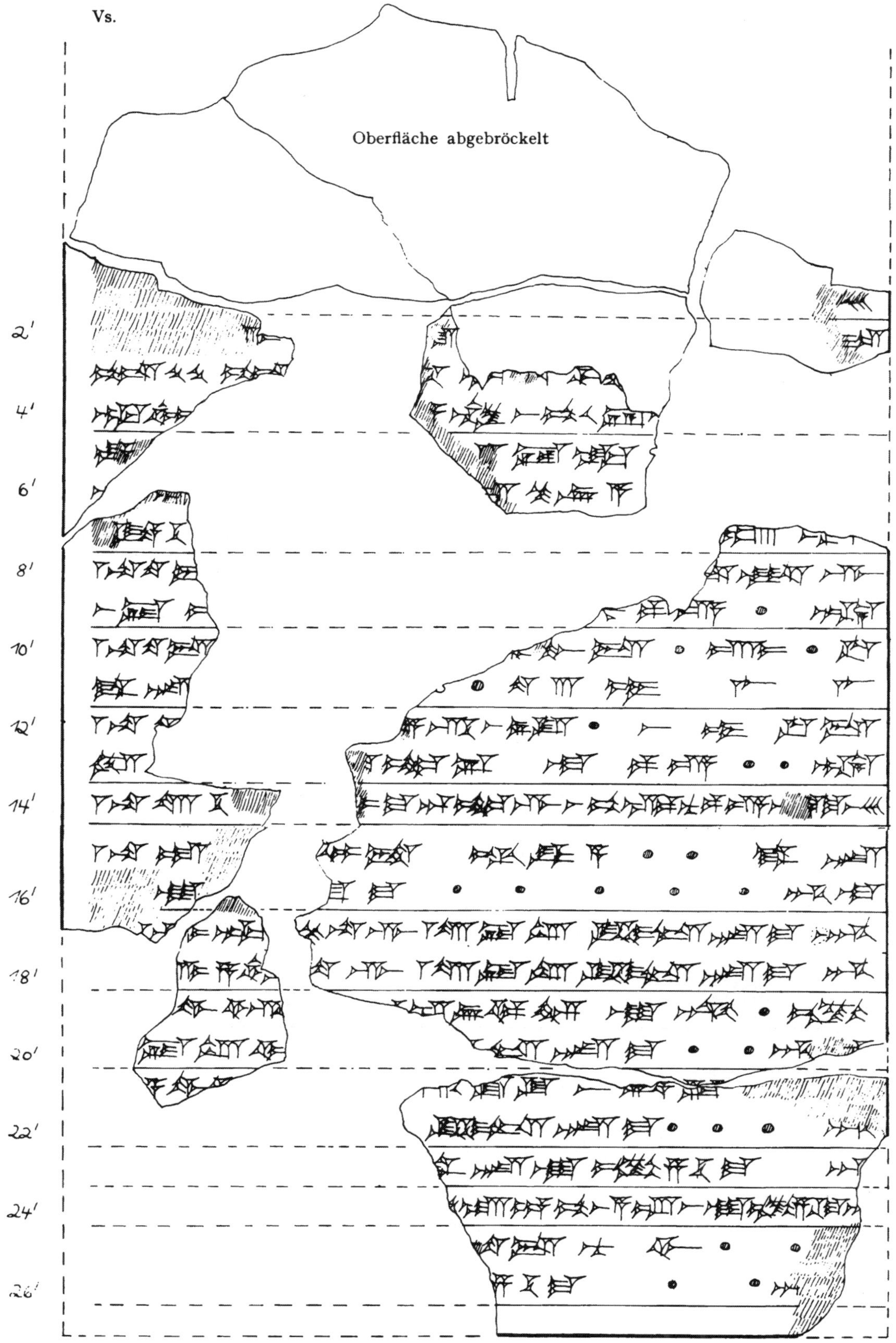

146 VAT 13793

Rs.

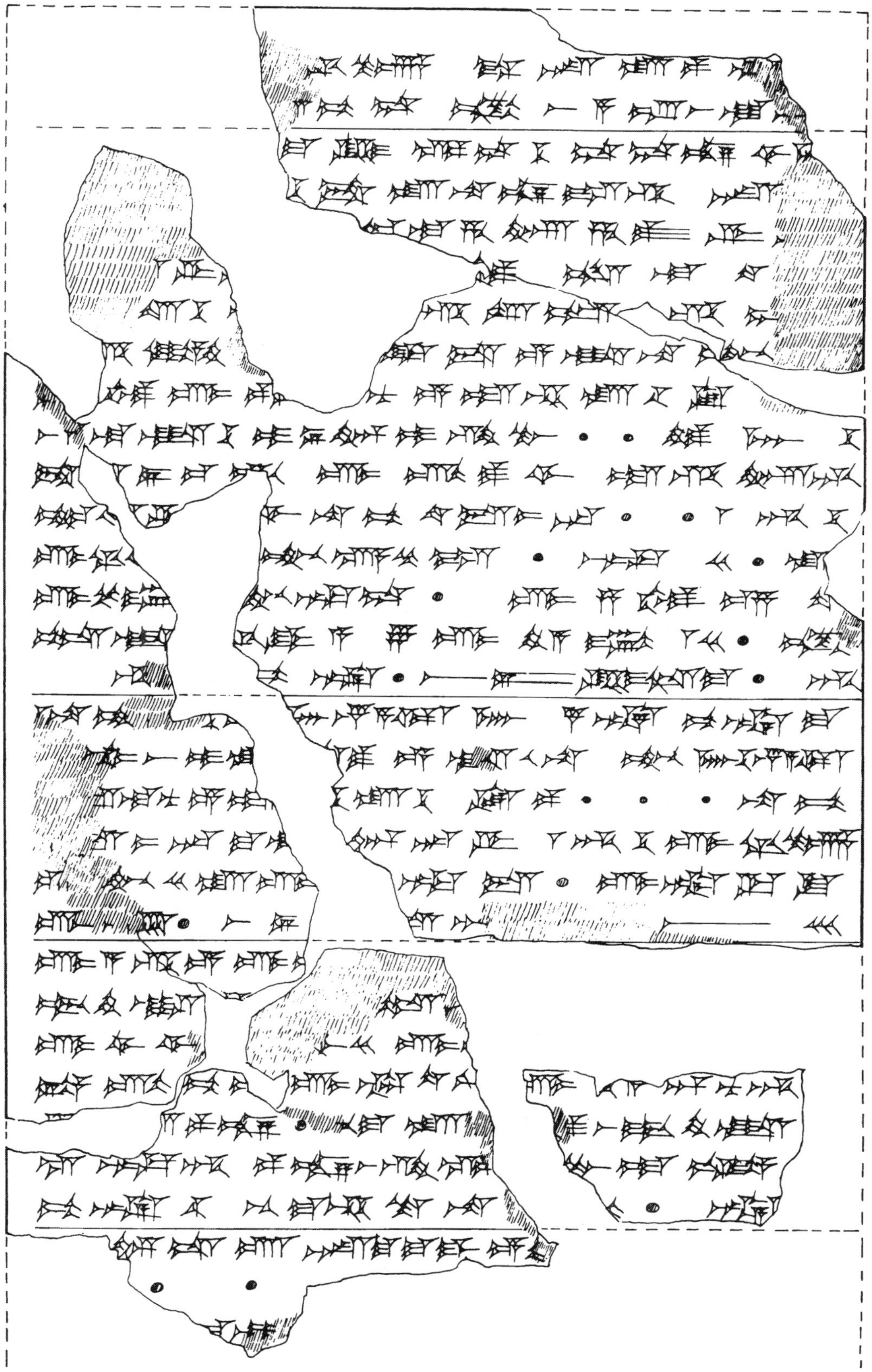

147 A 41

Vs.

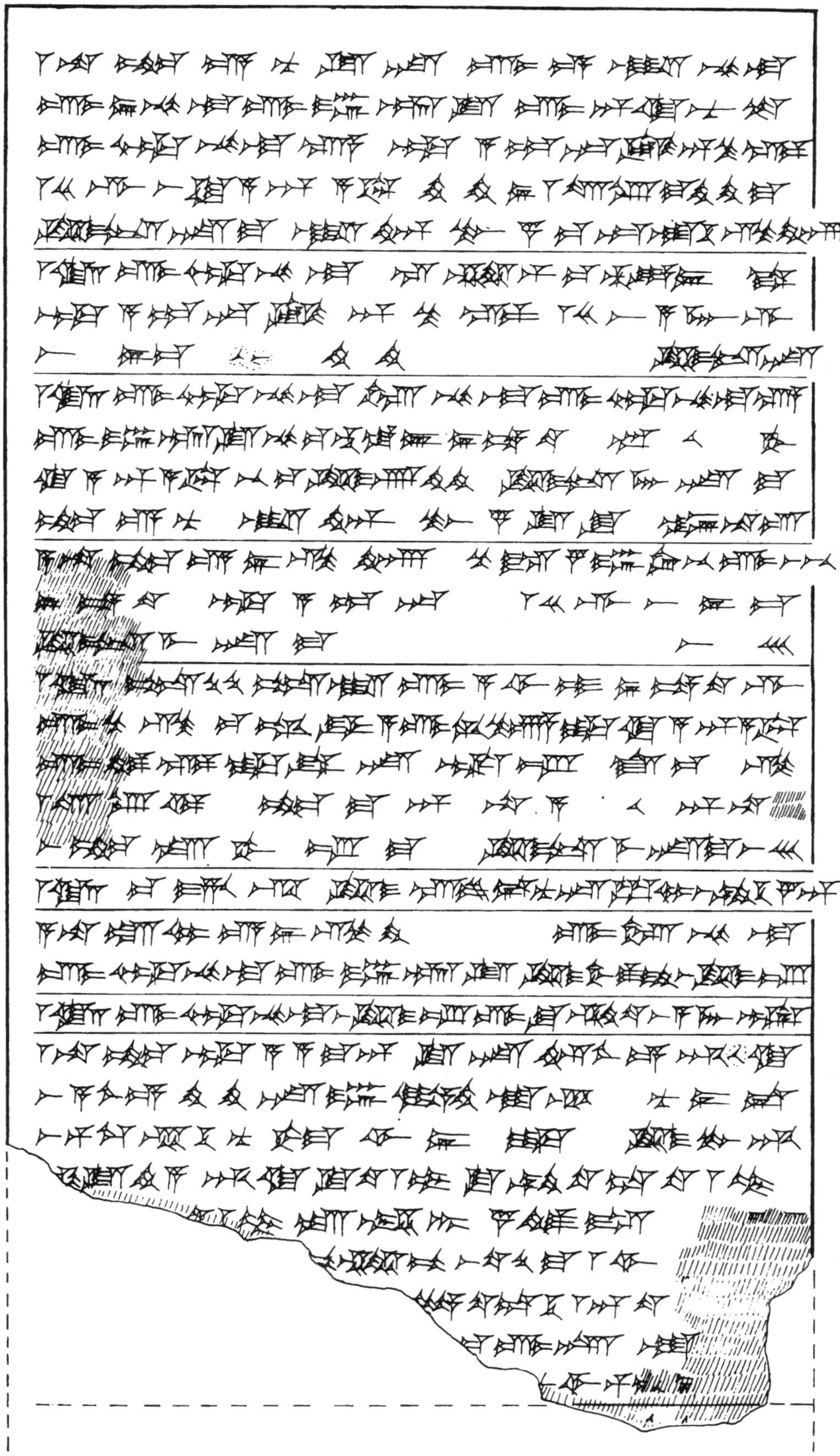

147 A 41

Rs.

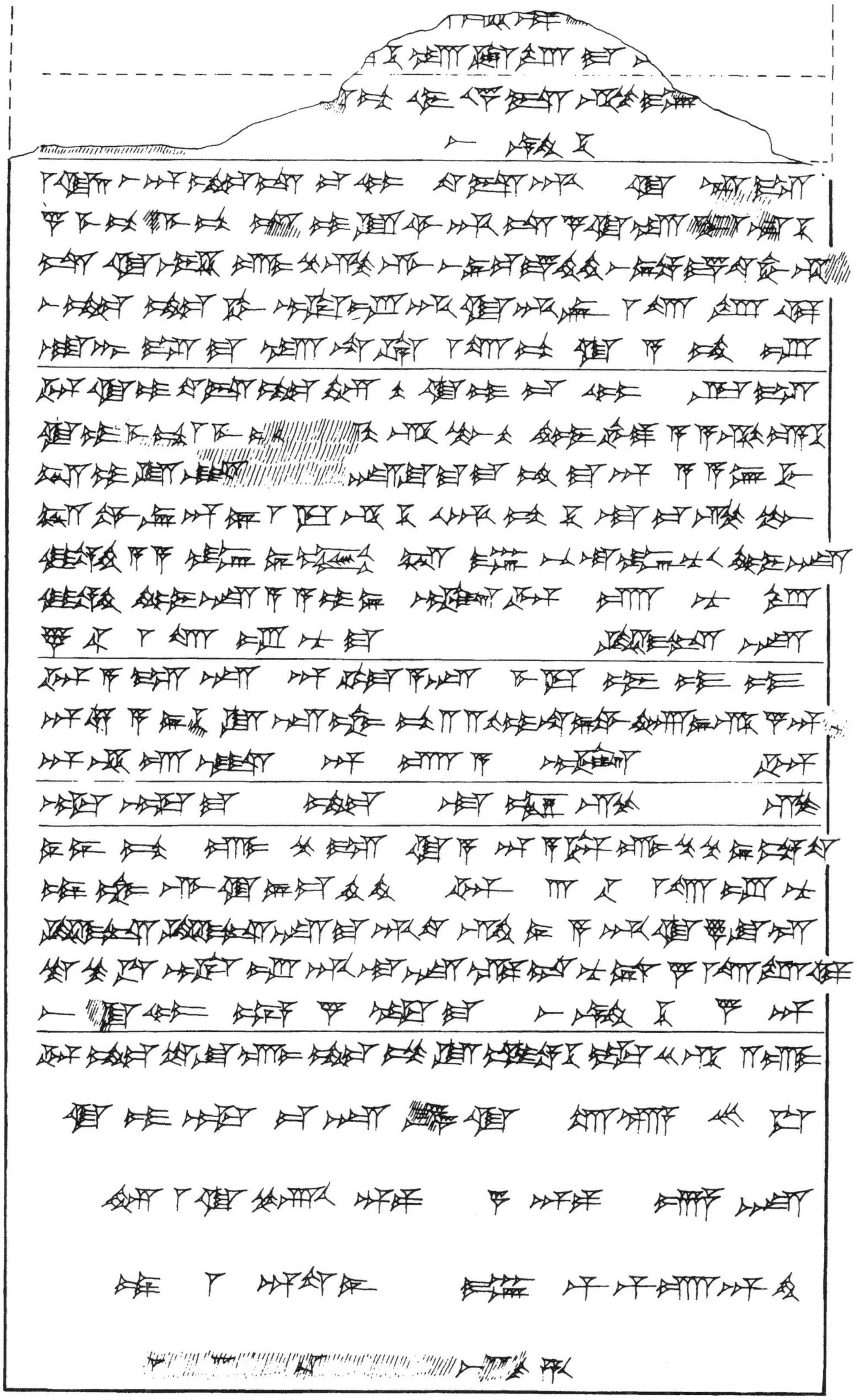

148 VAT 13927 + 14131* + 14179 + 14231*

Vs.

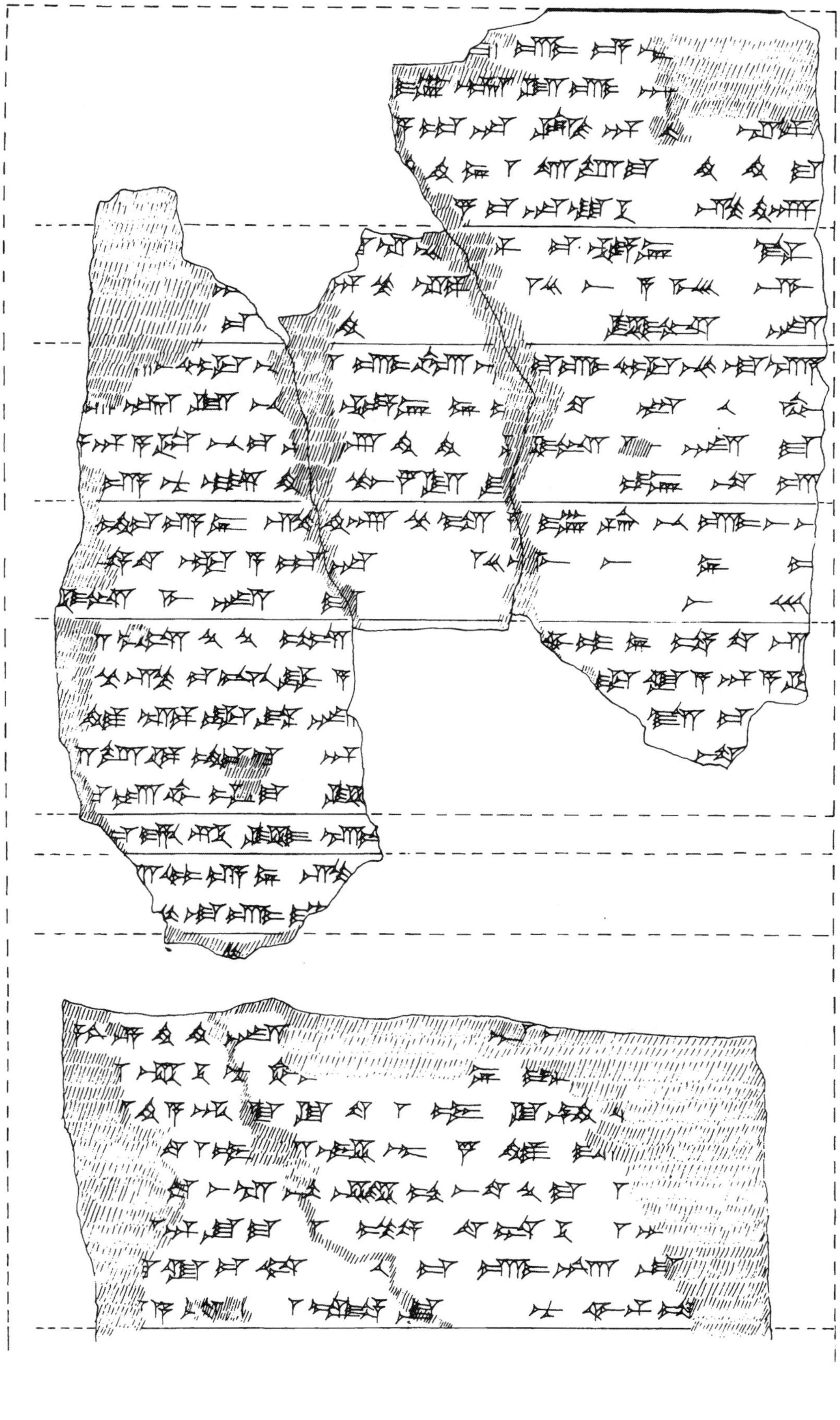

148 VAT 13927 + 14131* + 14179 + 14231*

Vs.

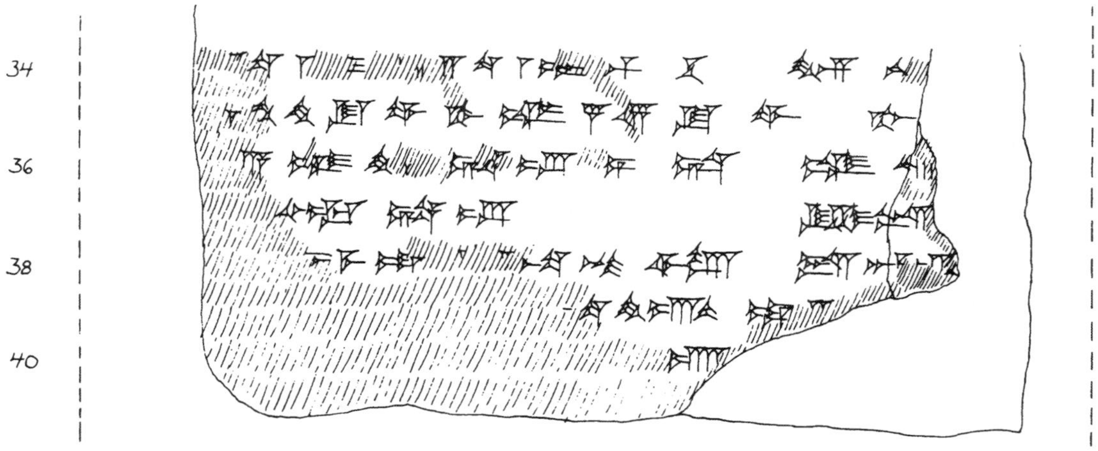

Rs.

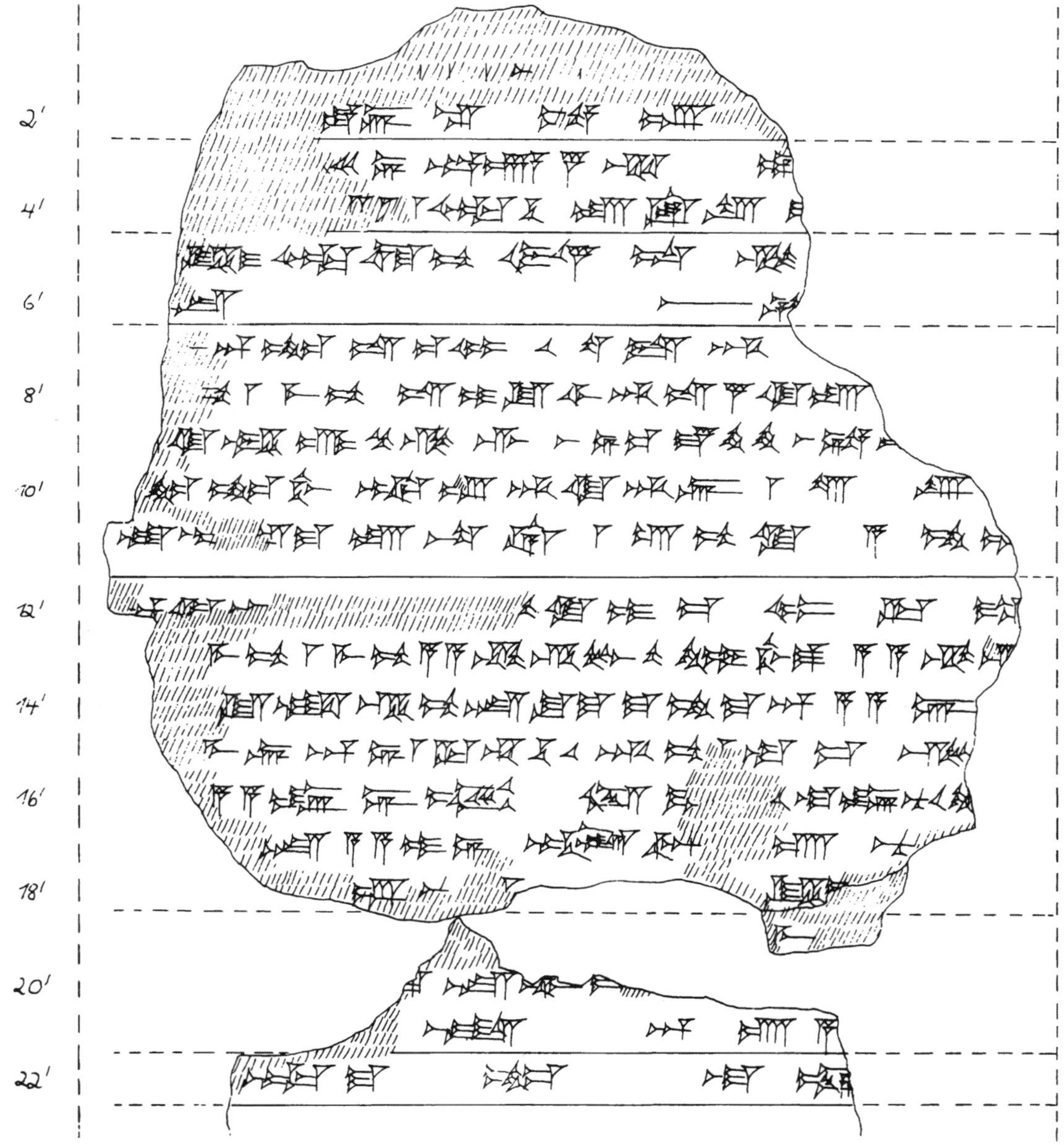

148 VAT 13927 + 14131* + 14179 + 14231*

Rs.

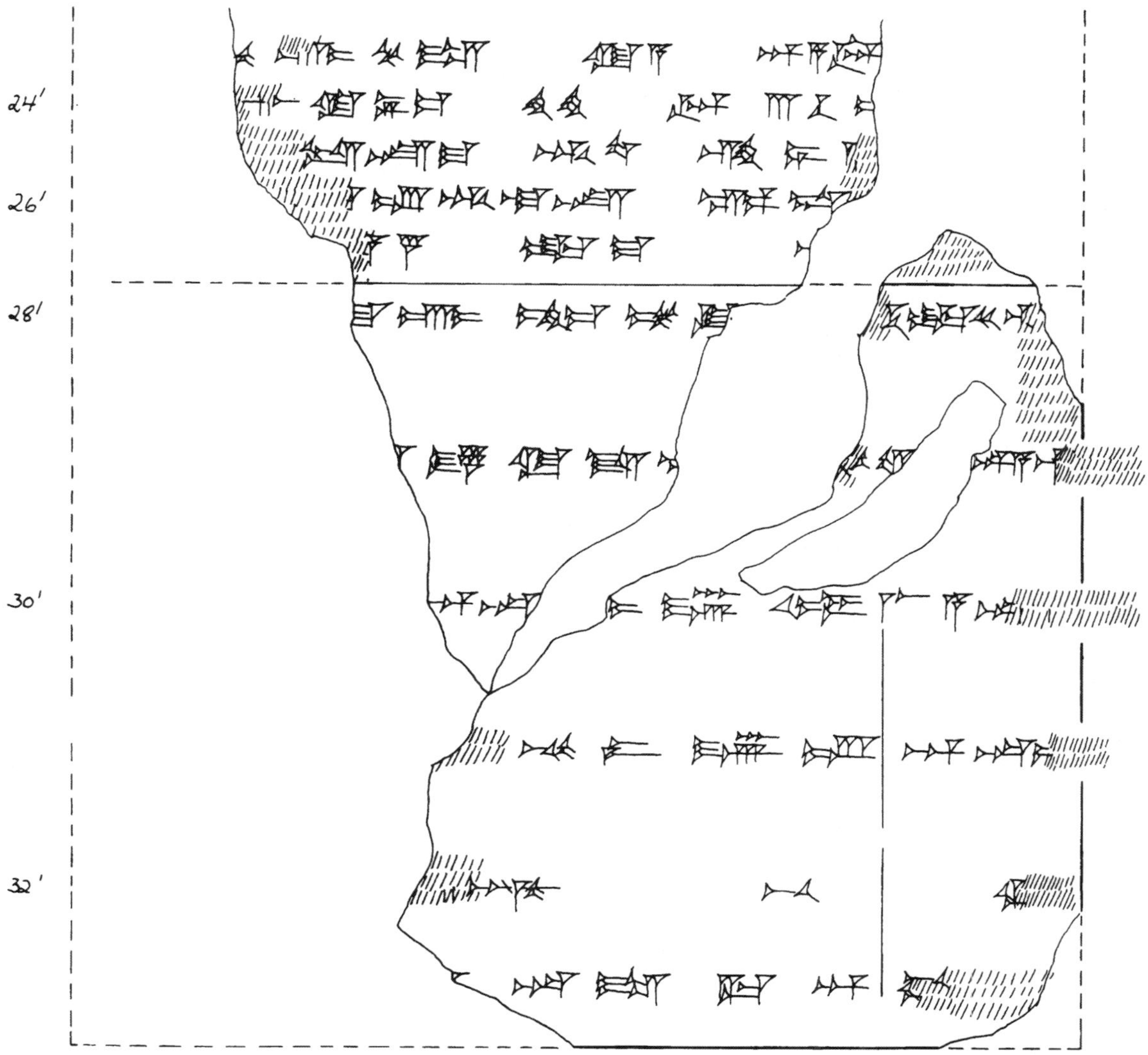

149 VAT 14000*

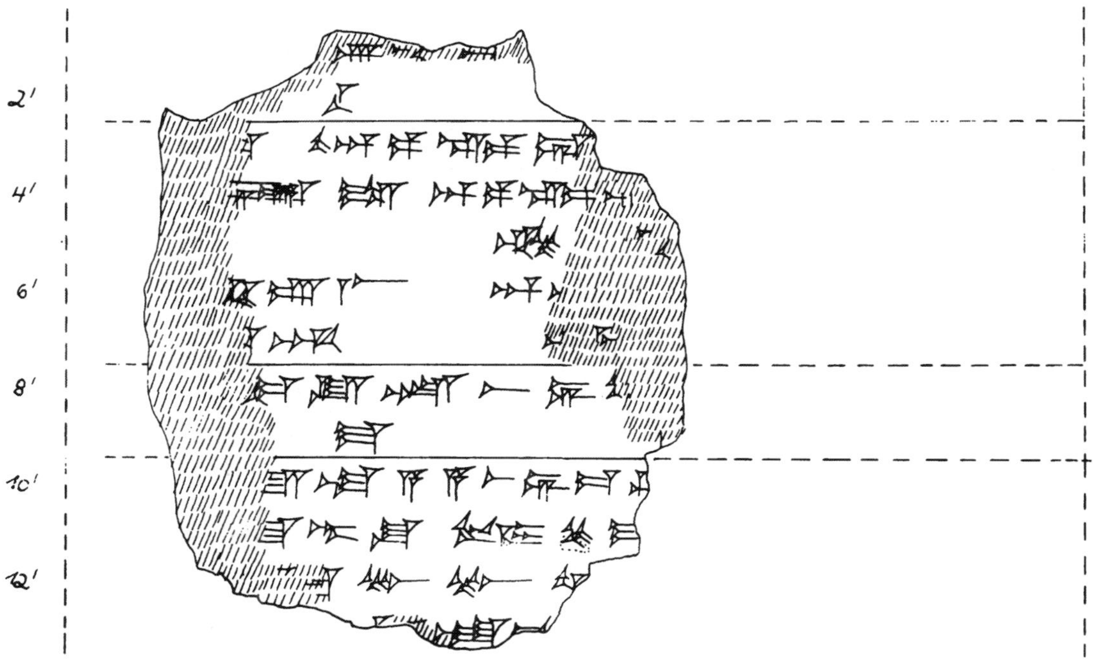

150 VAT 13903 + 14043

Vs.

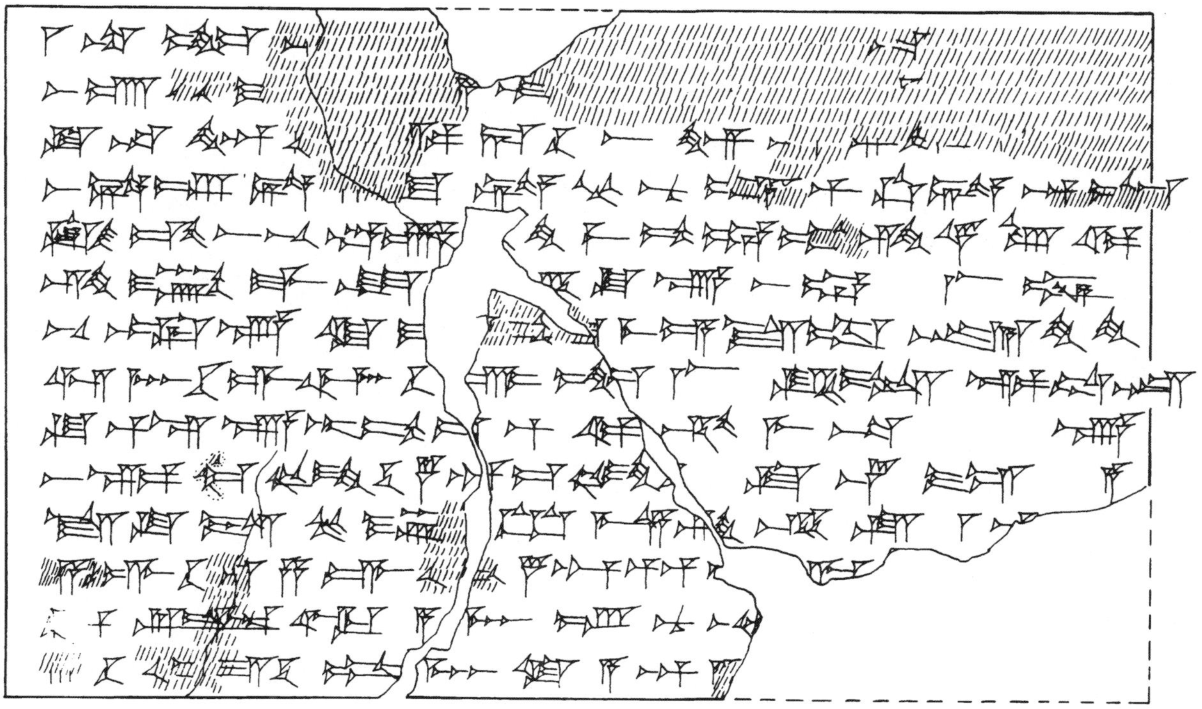

Rs.

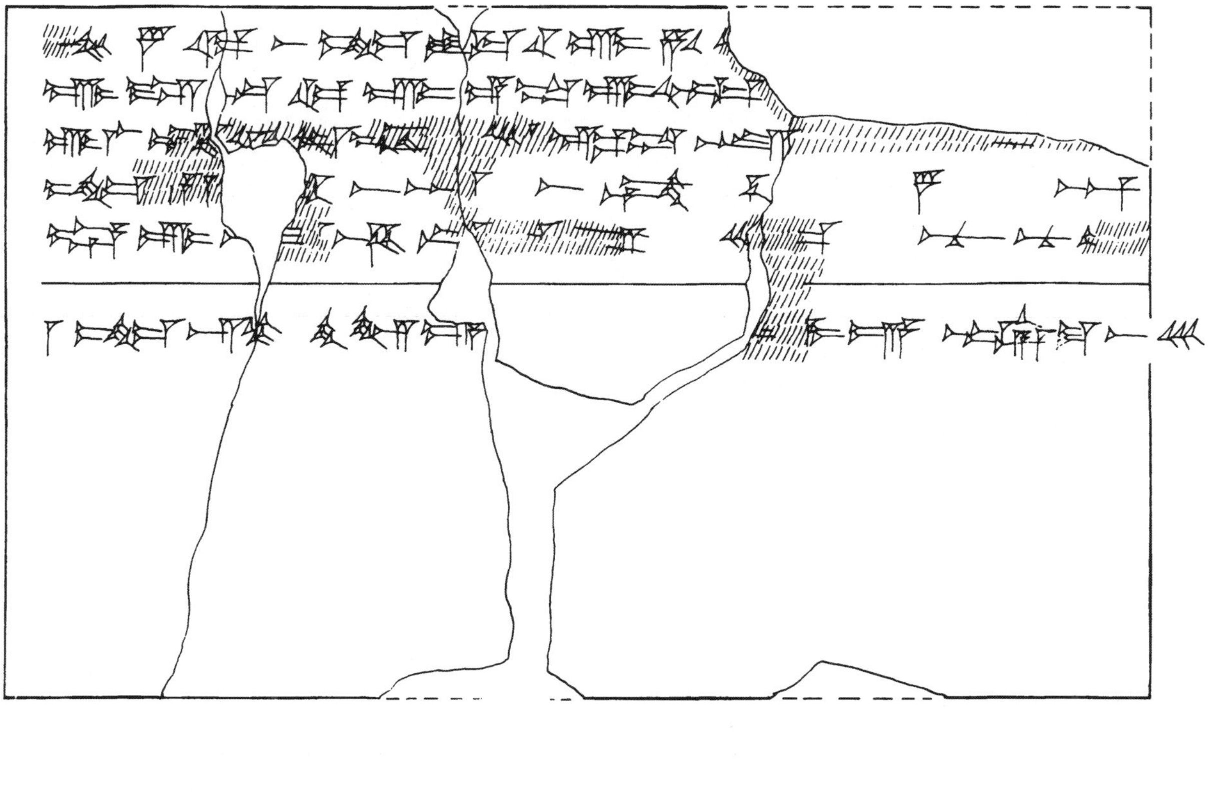

Vs.

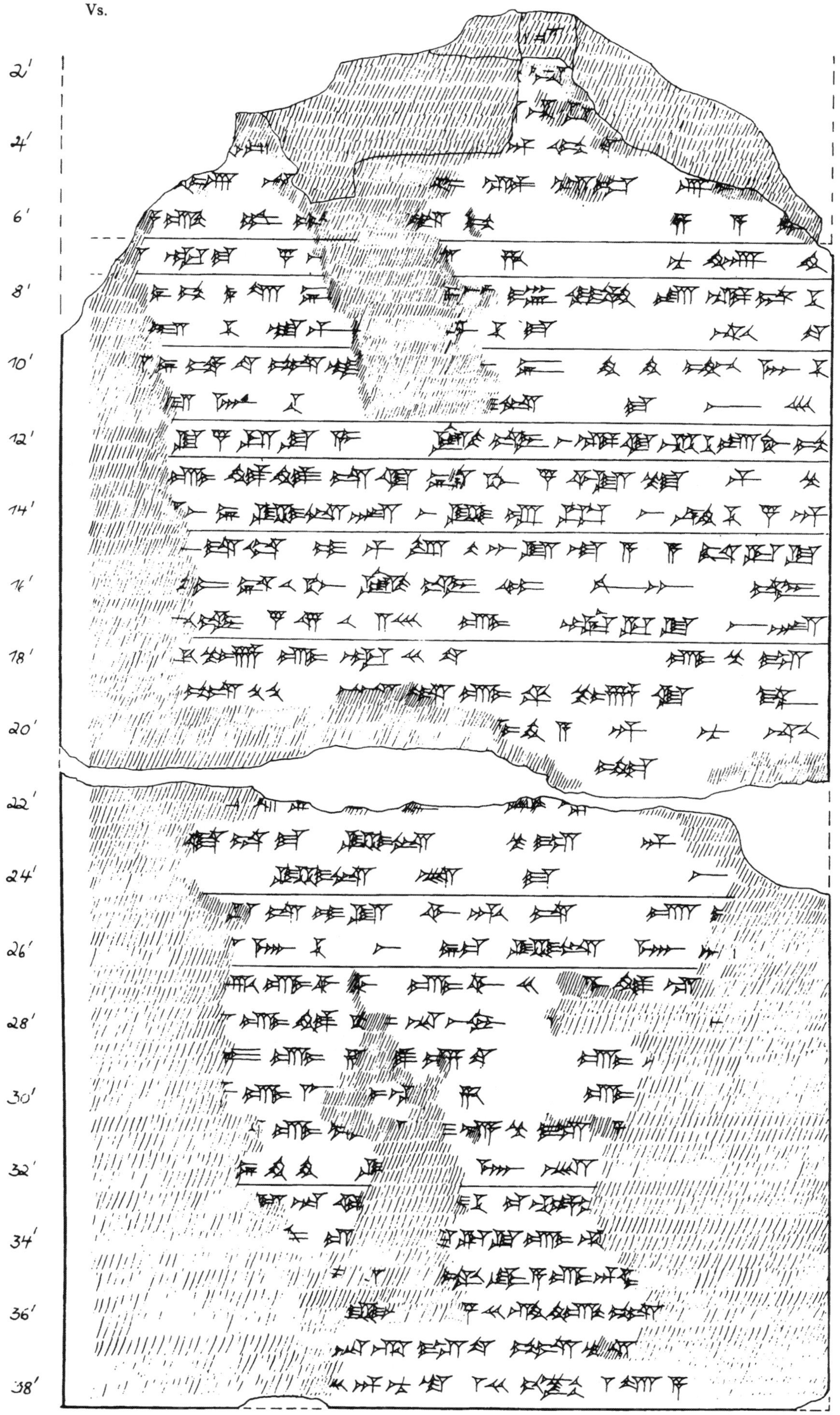

Rs.

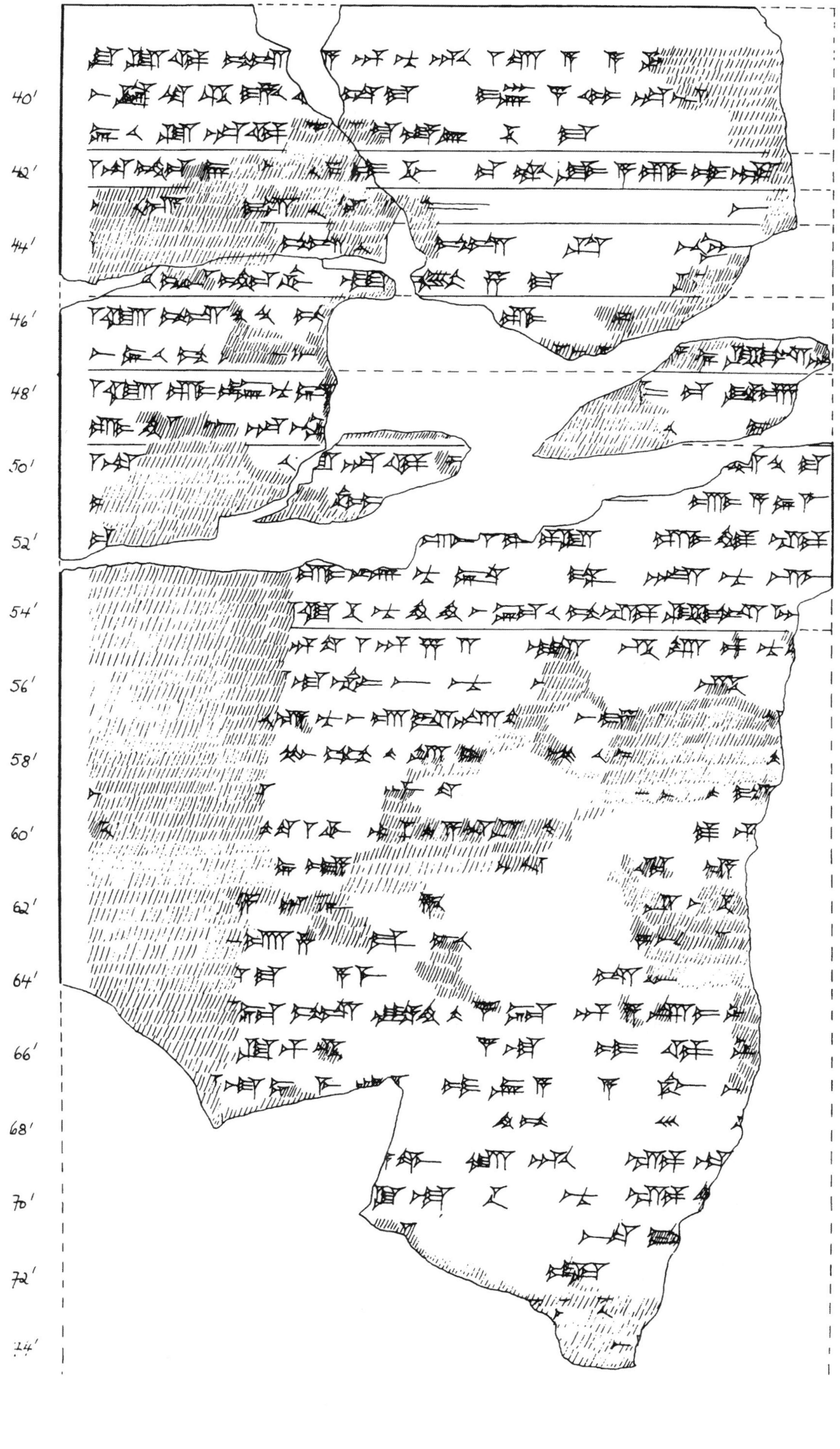

Kol. I

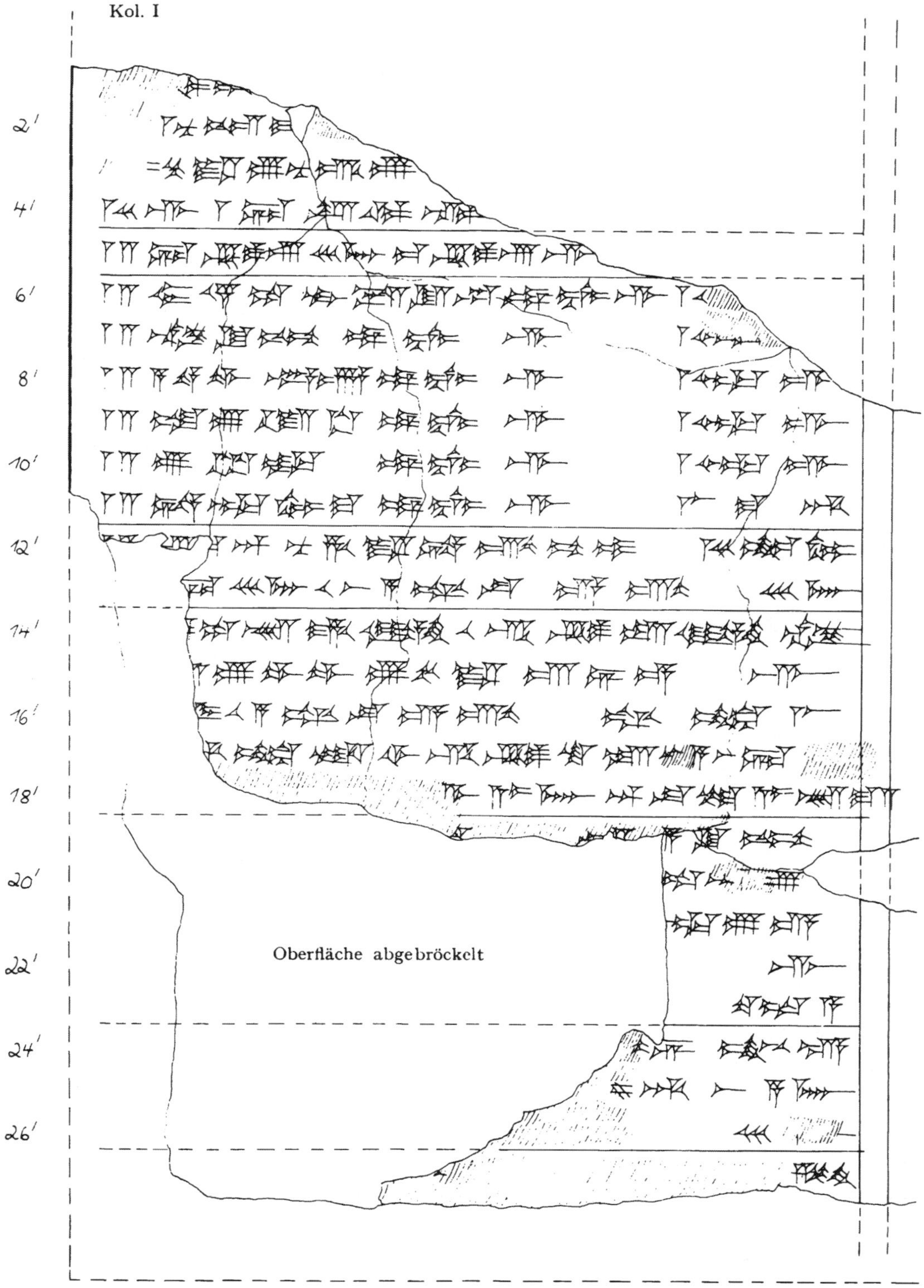

Kol. II

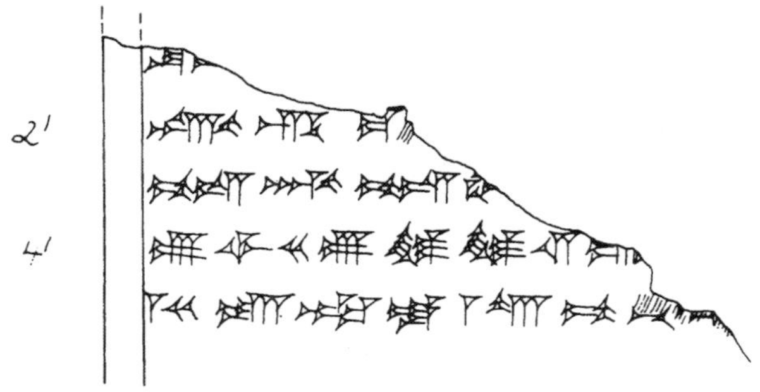

Kol. II

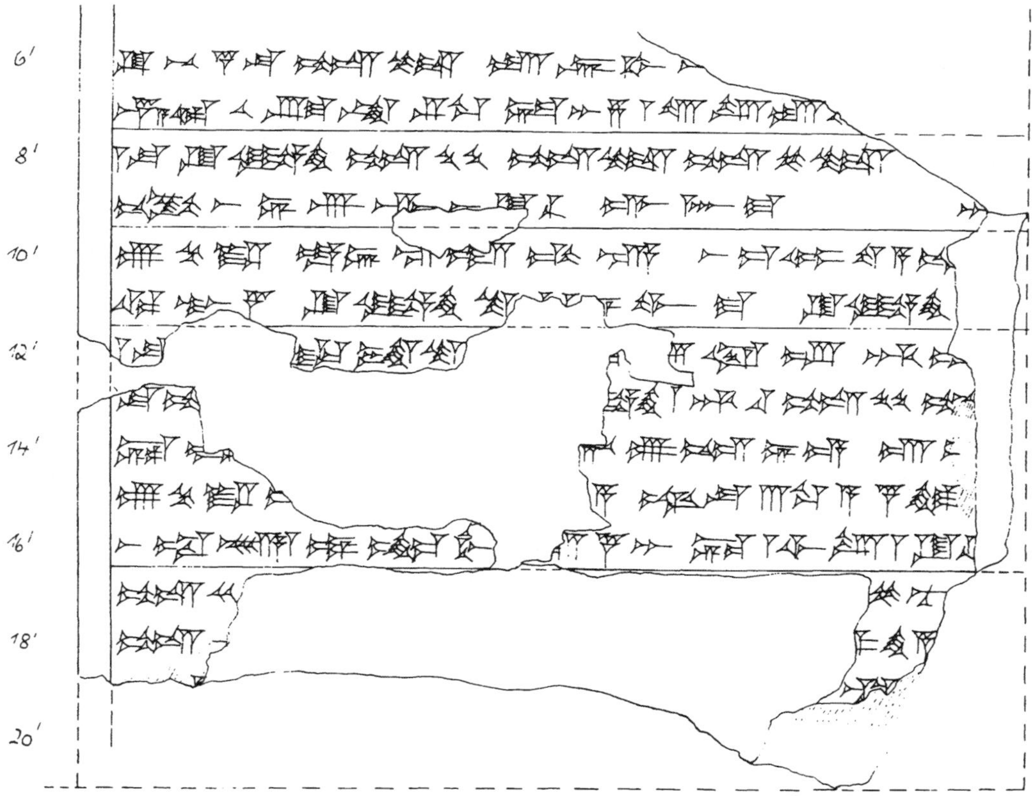

Kol. III

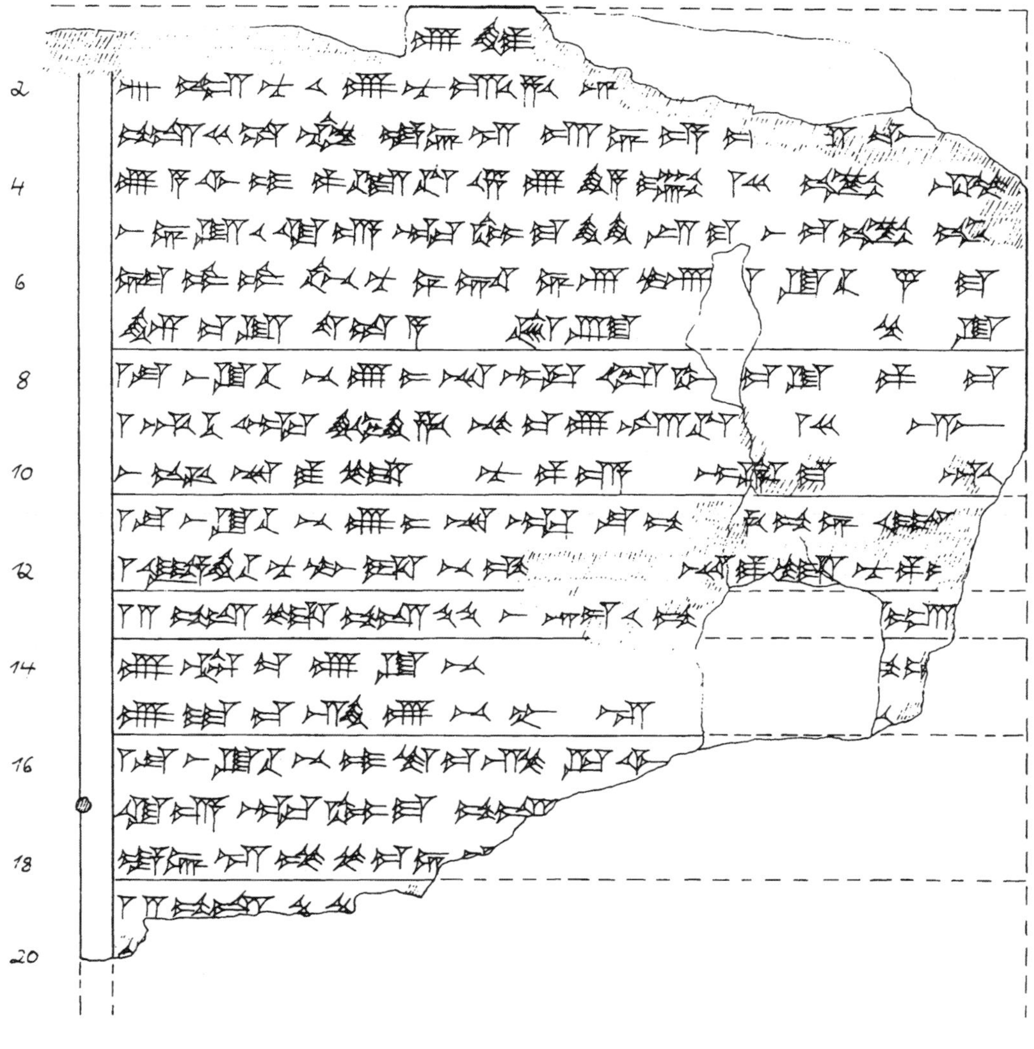

152 VAT 10170

Kol. IV

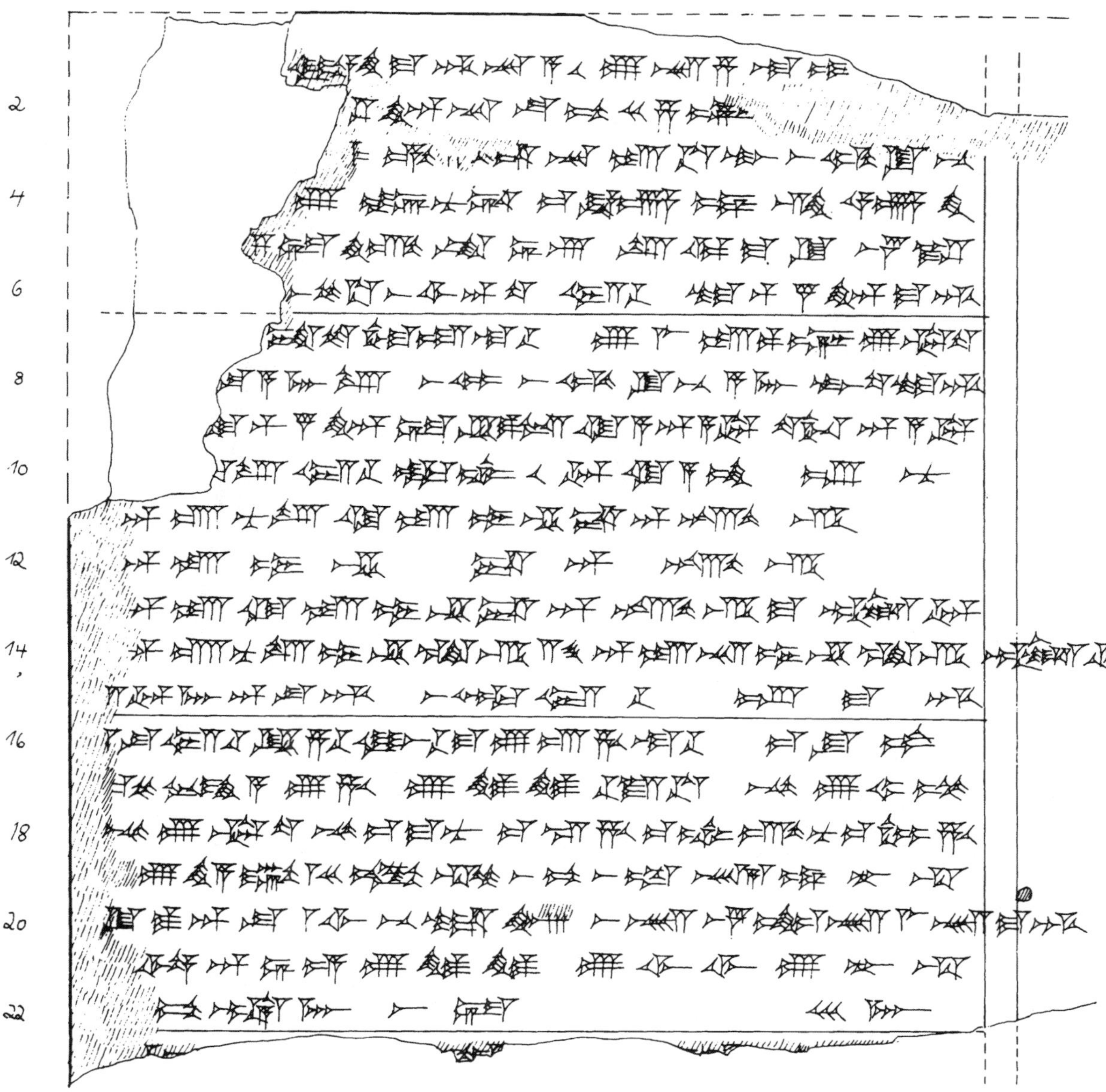

153 VAT 14178*

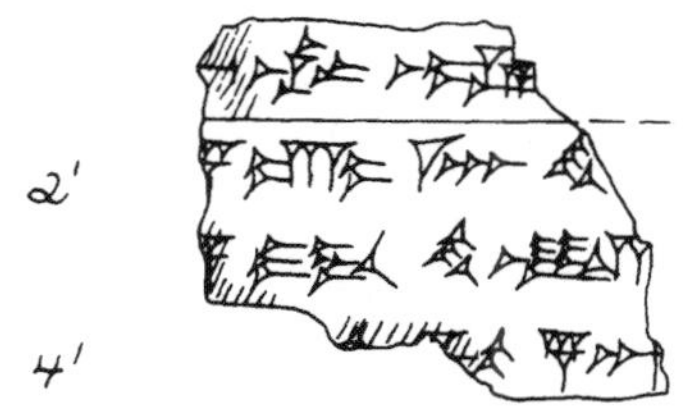

154 VAT 14116*

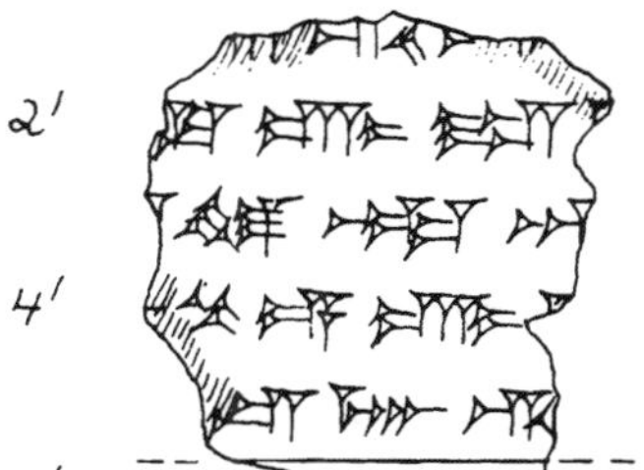

155 VAT 13779

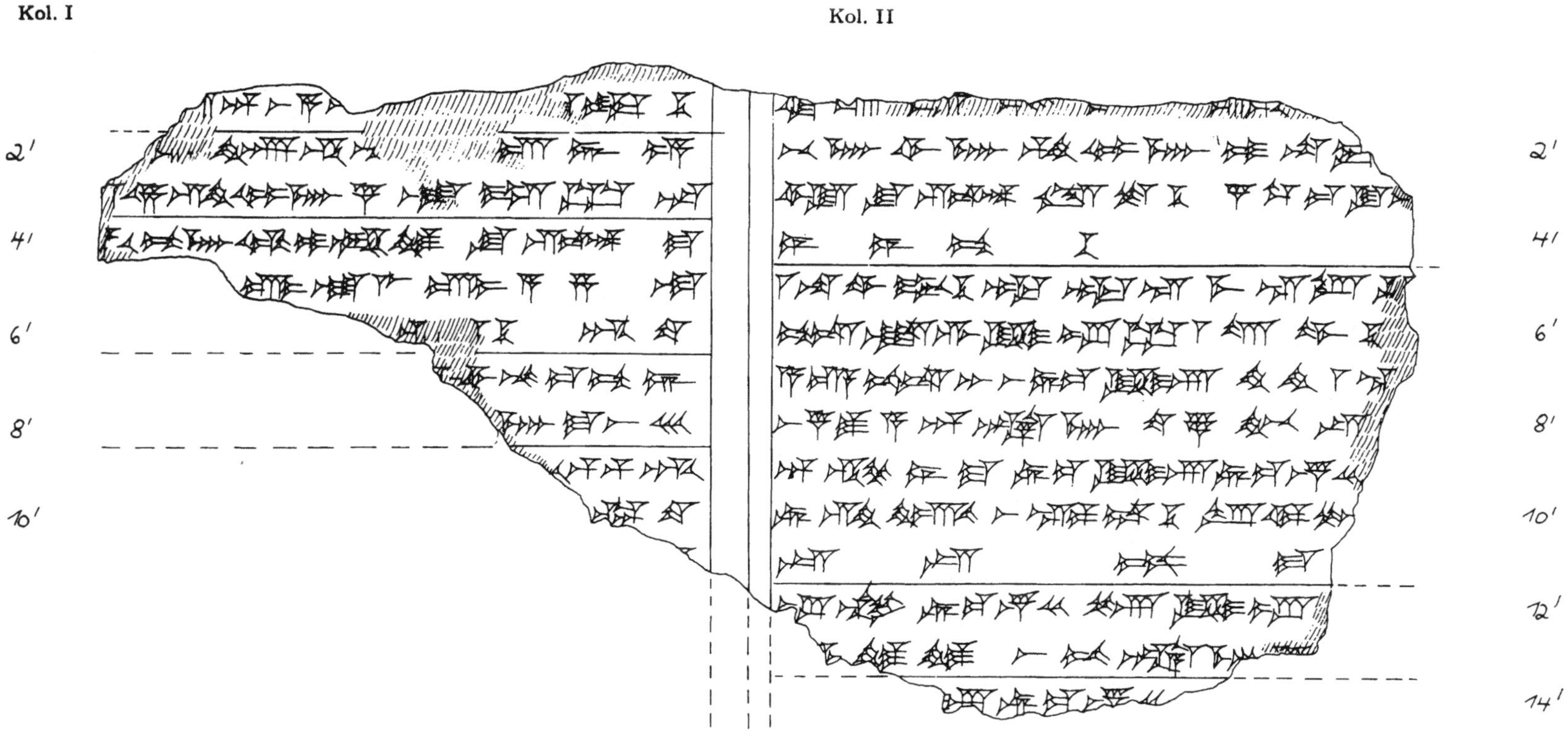

155 VAT 13779

Kol. III

Kol. IV

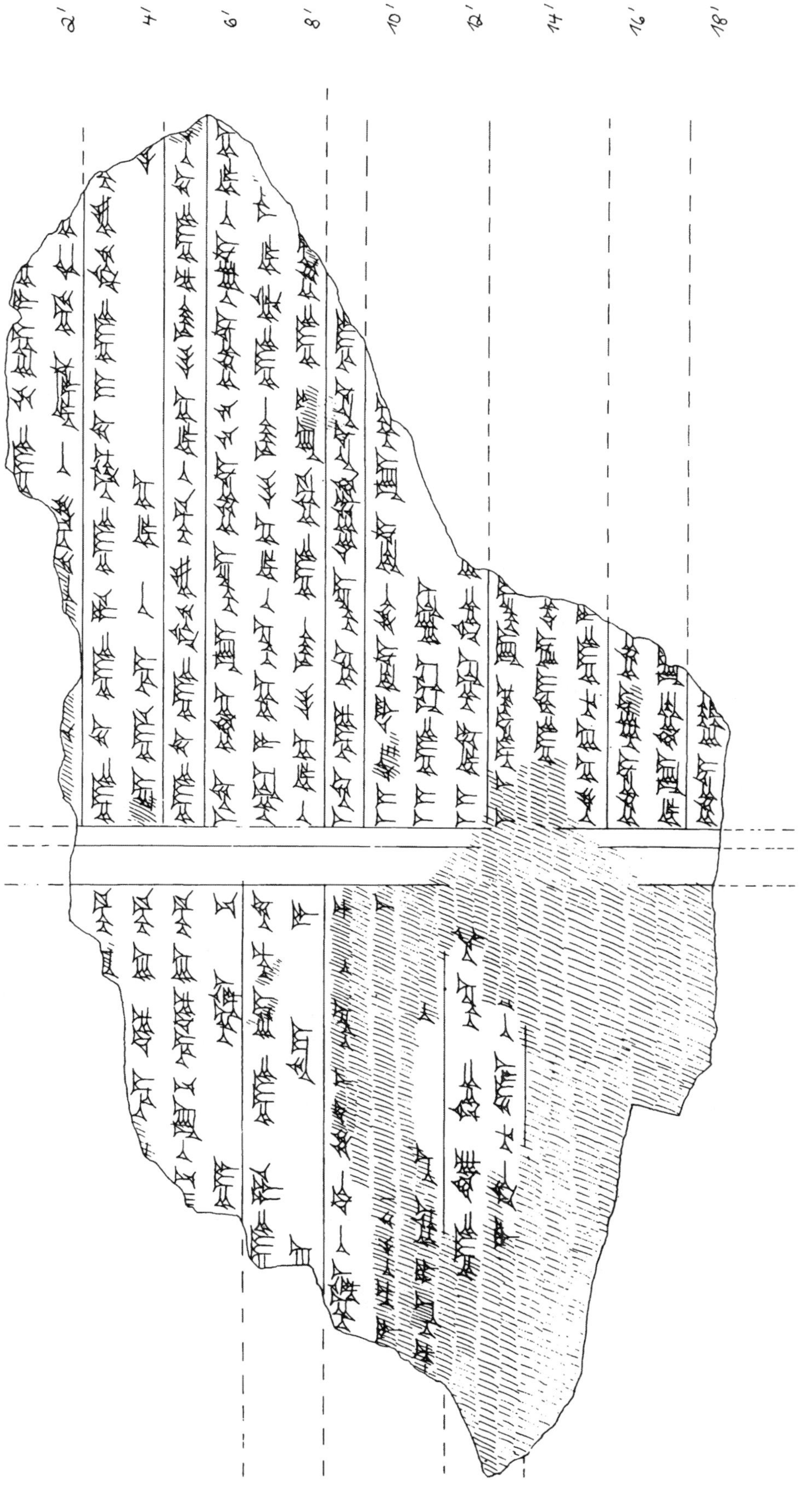

156 A 238 + VAT 13727 + 14208

Vs.

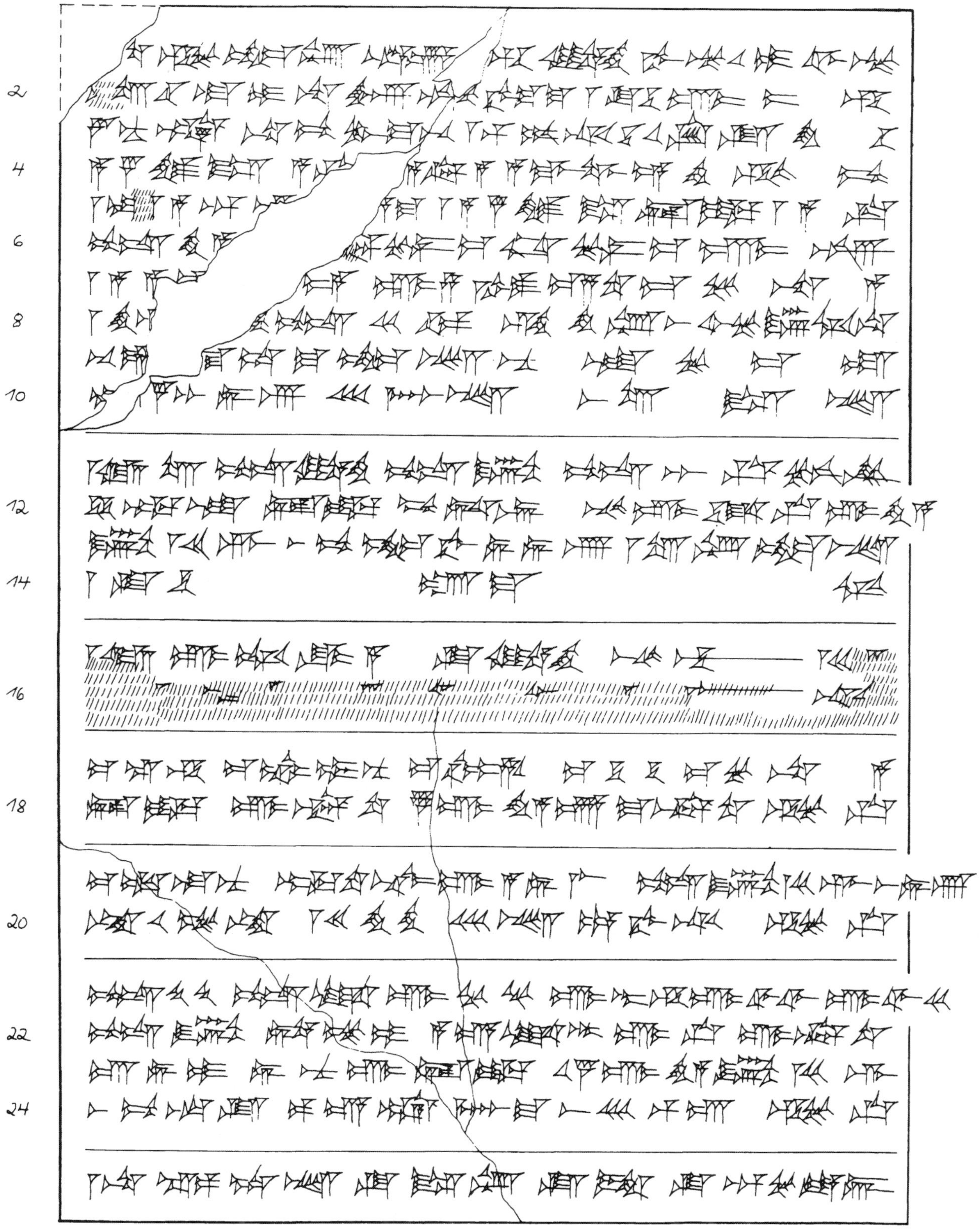

156 A 238 + VAT 13727 + 14208

Rs.

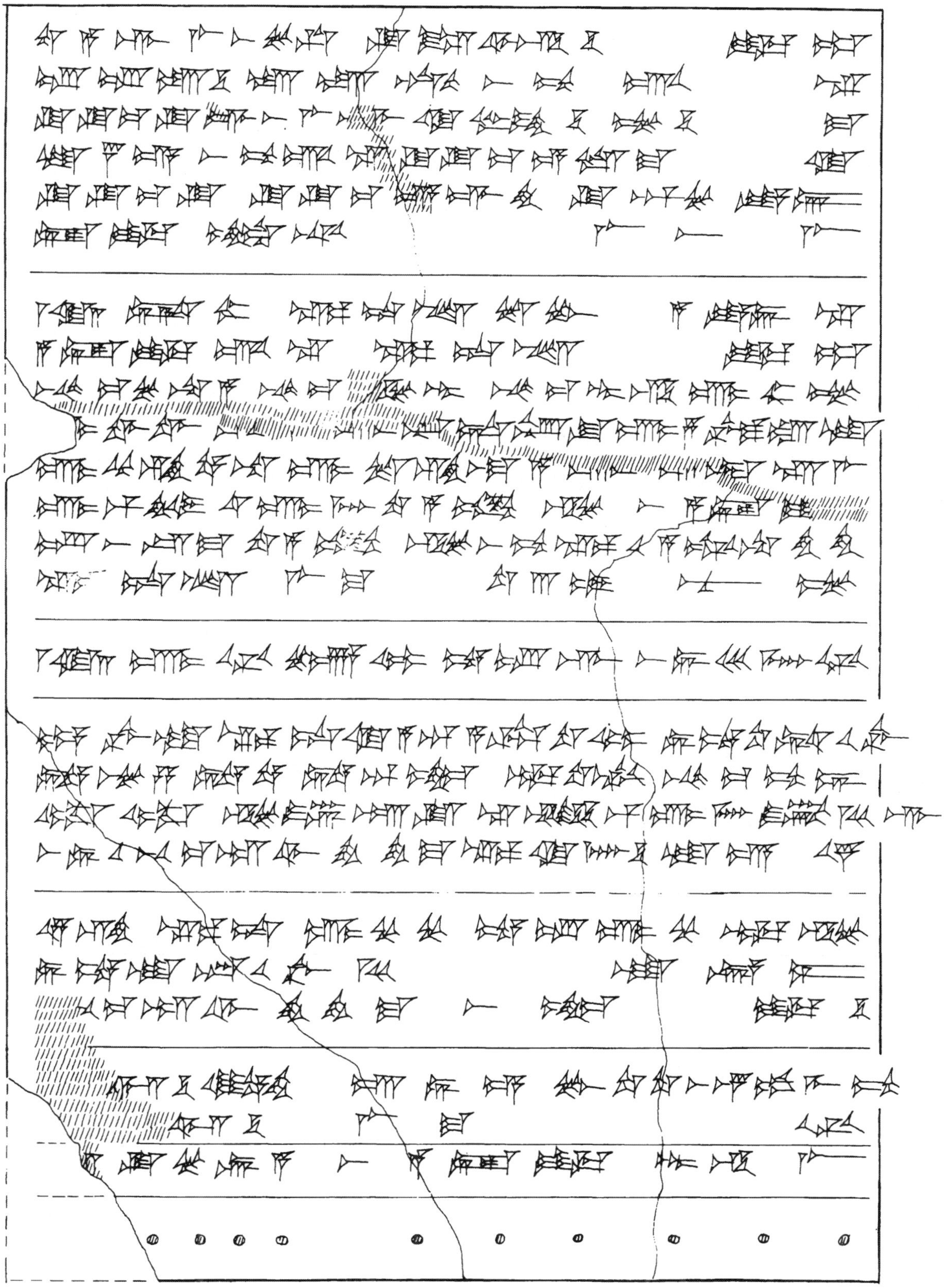

Vs.

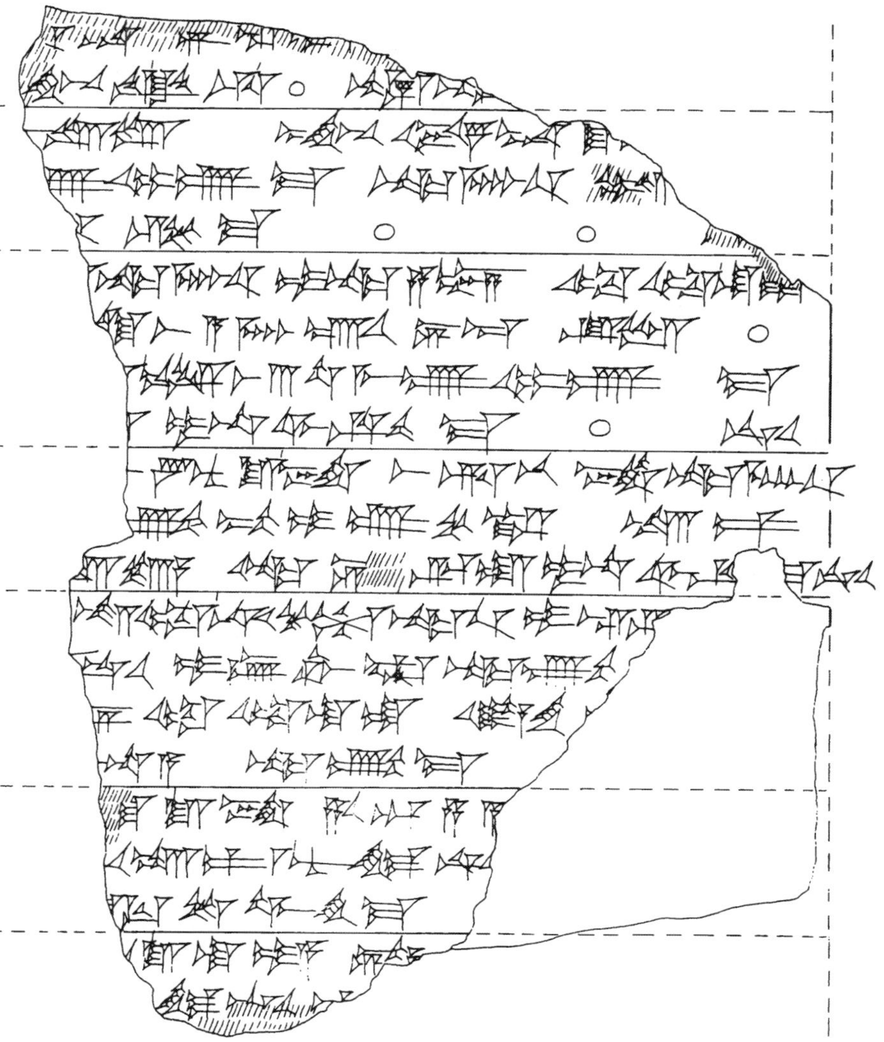

Rs.

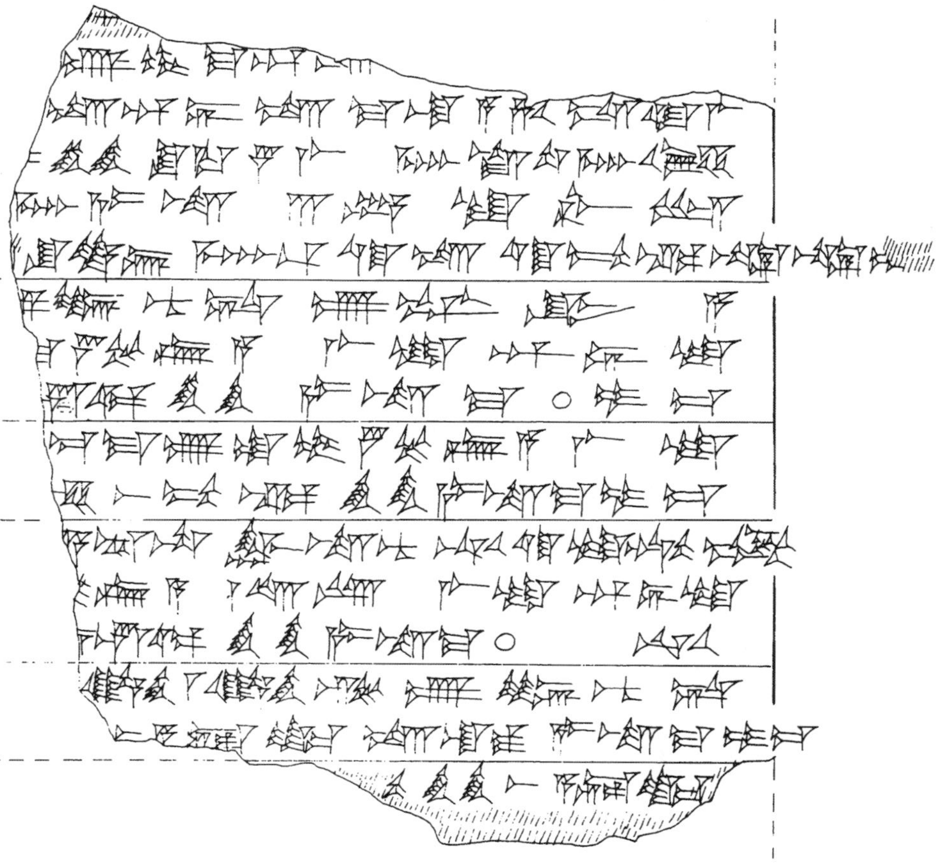

Kol. I

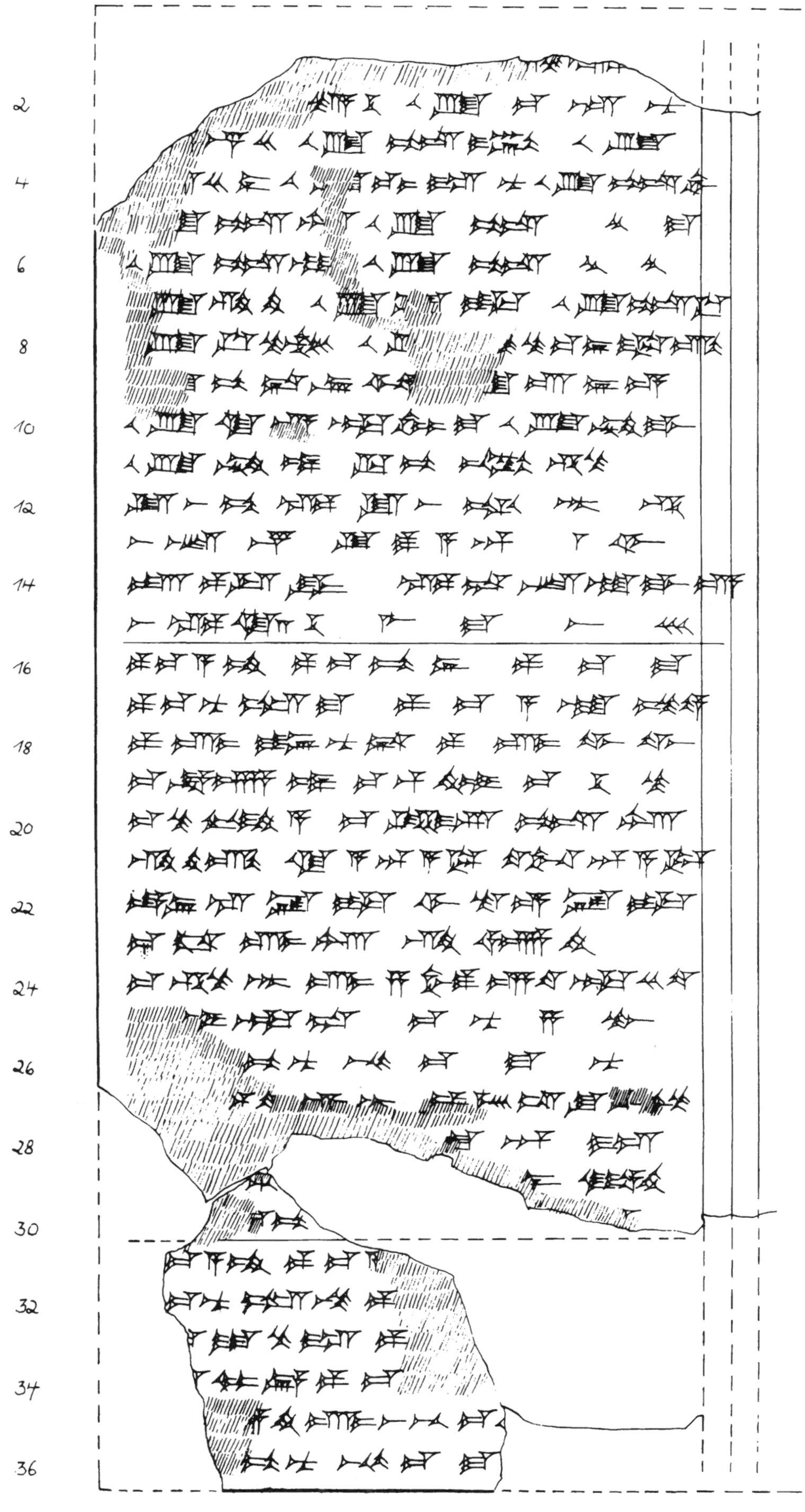

Kol. II

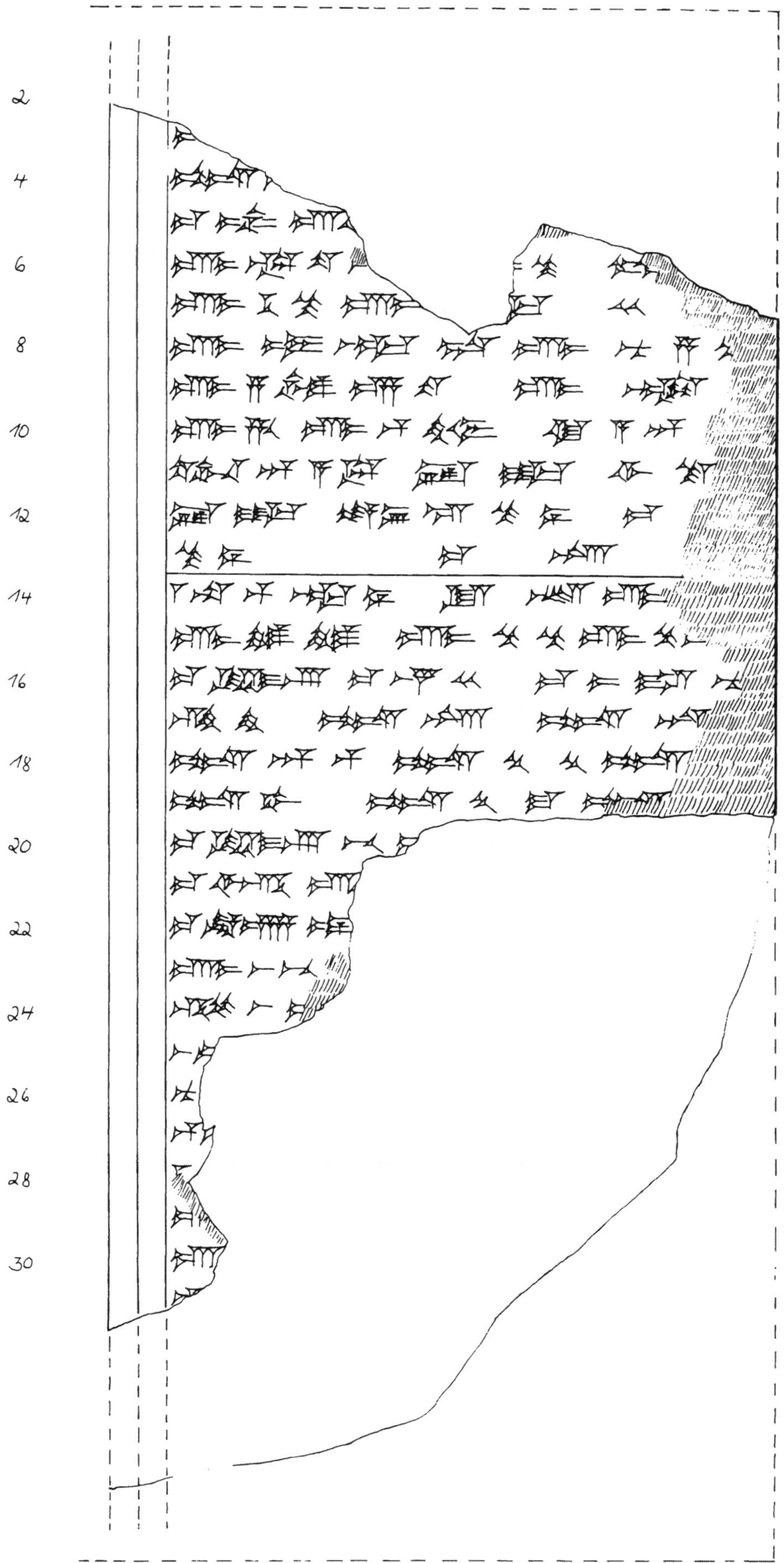

158 VAT 13789

Kol. III

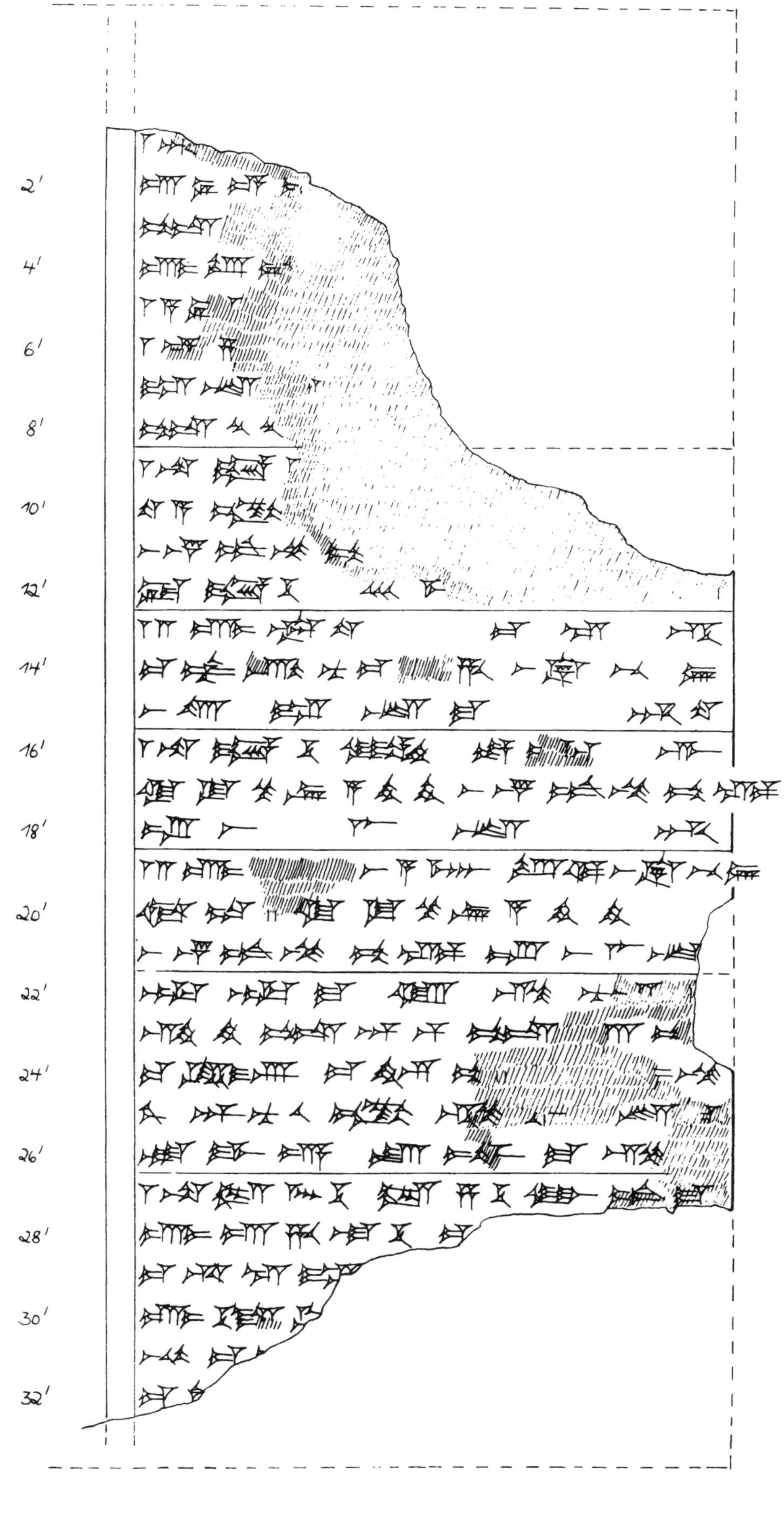

Kol. IV

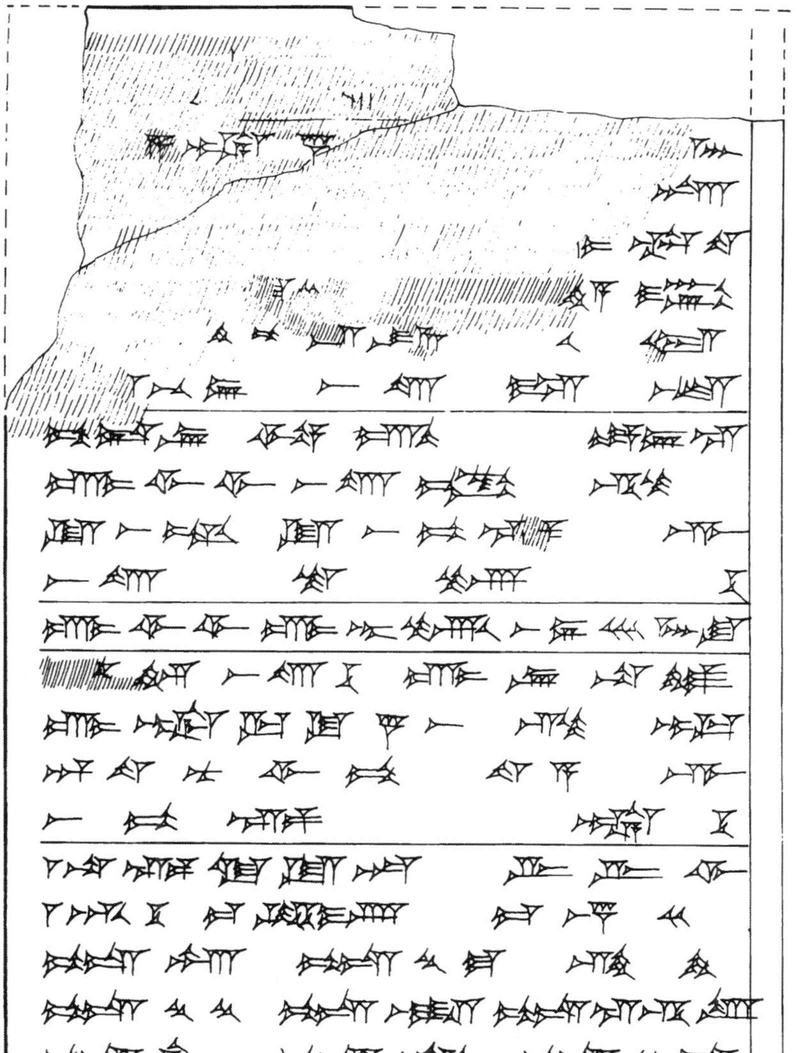

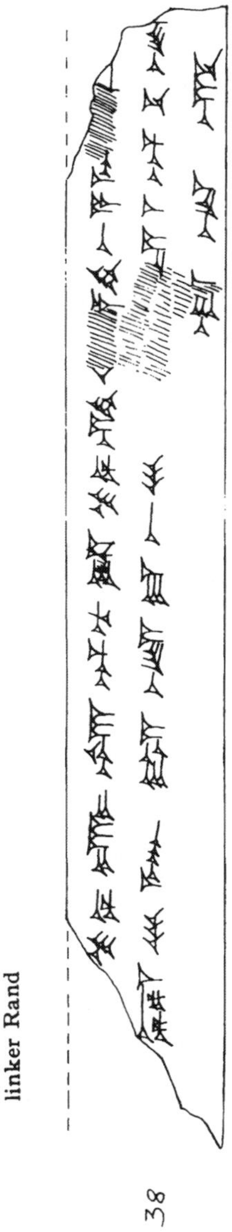

159 A 198

Kol. I

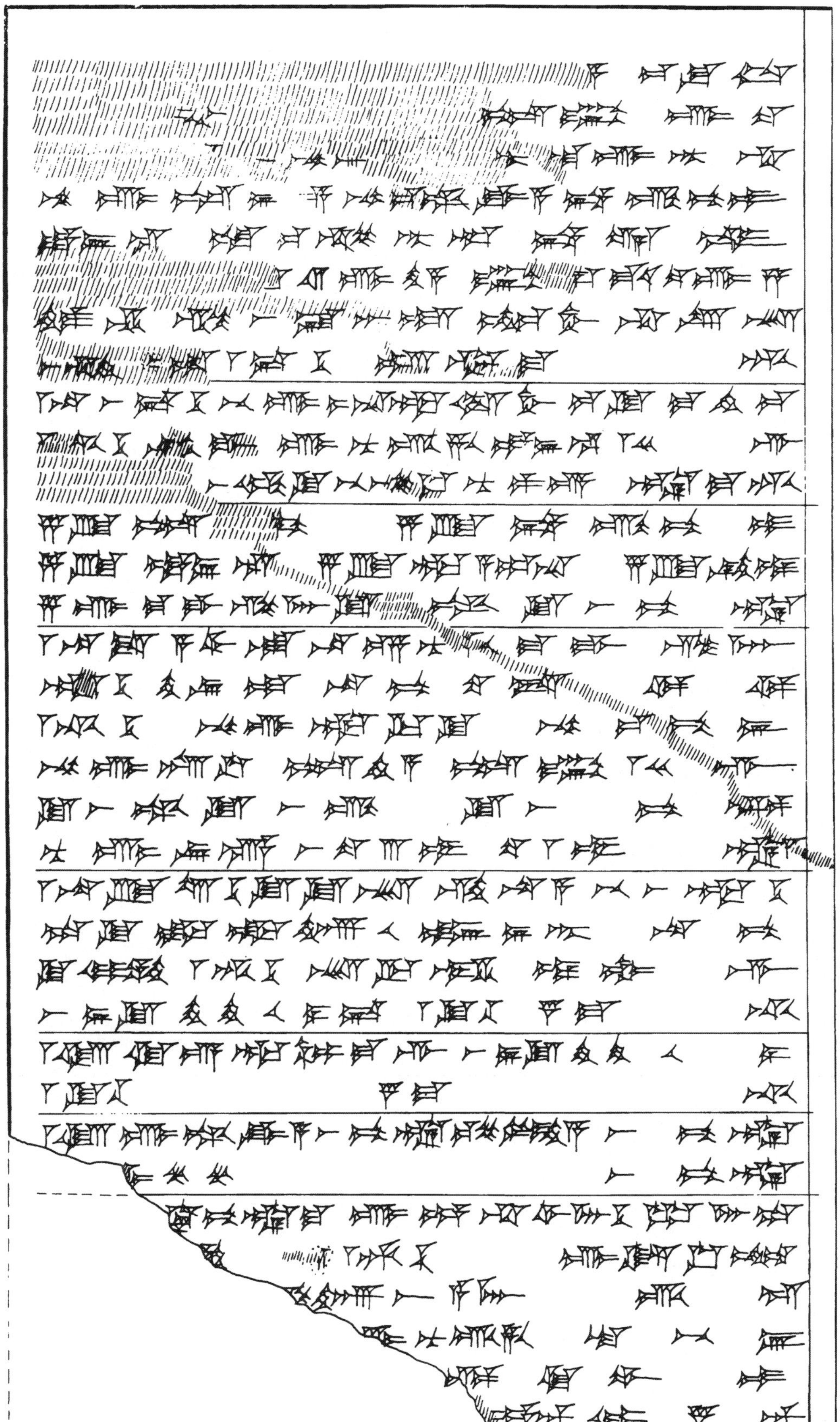

159 A 198

Kol. I

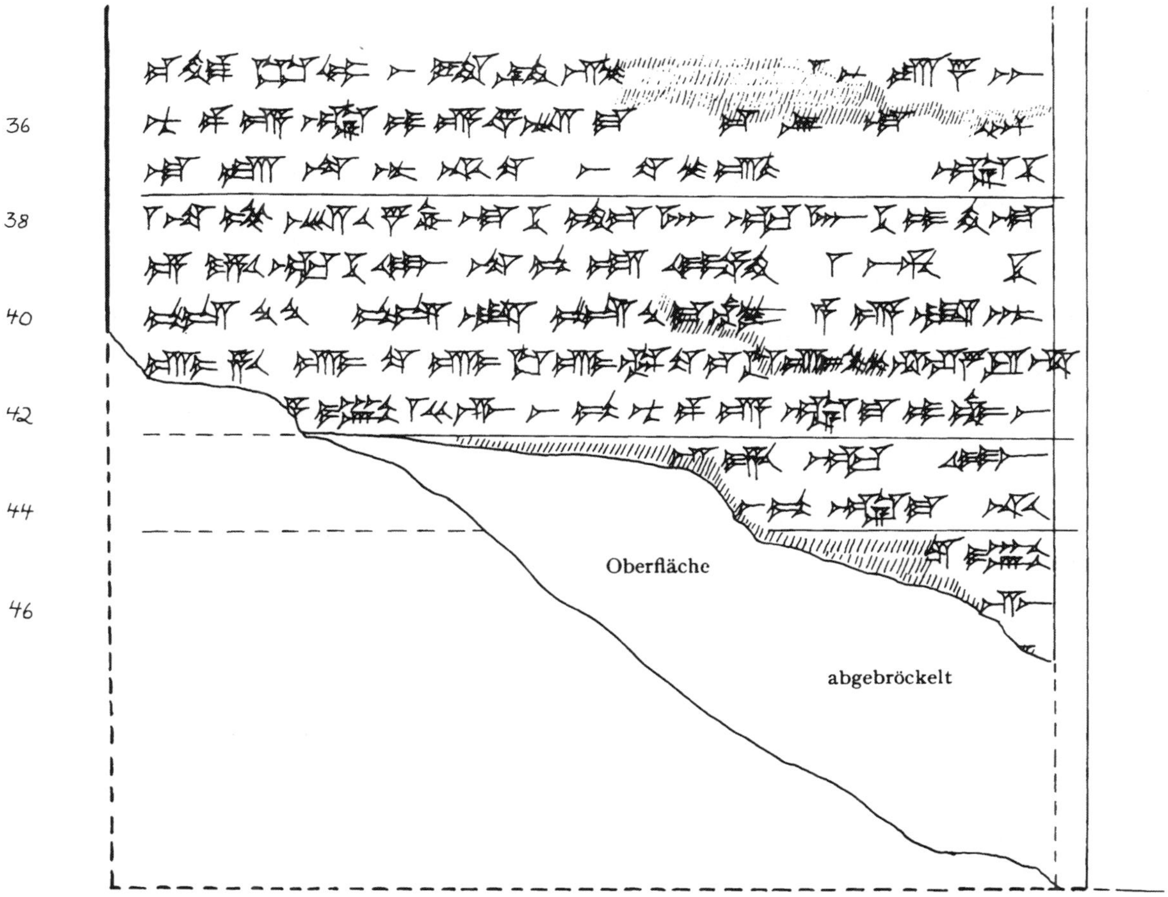

Kol. II

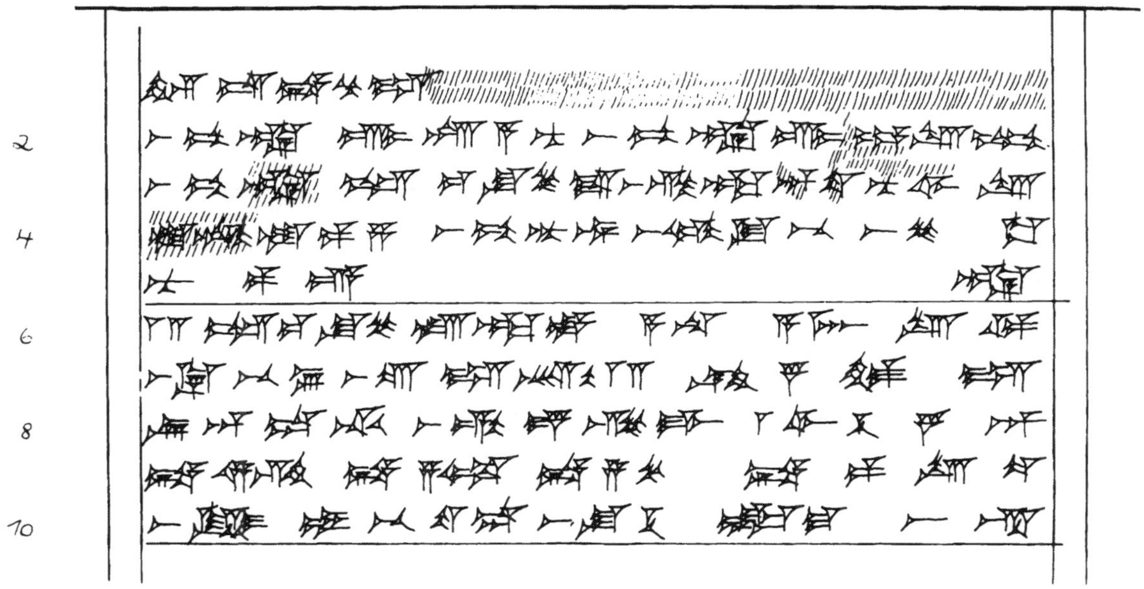

159 A 198

Kol. II

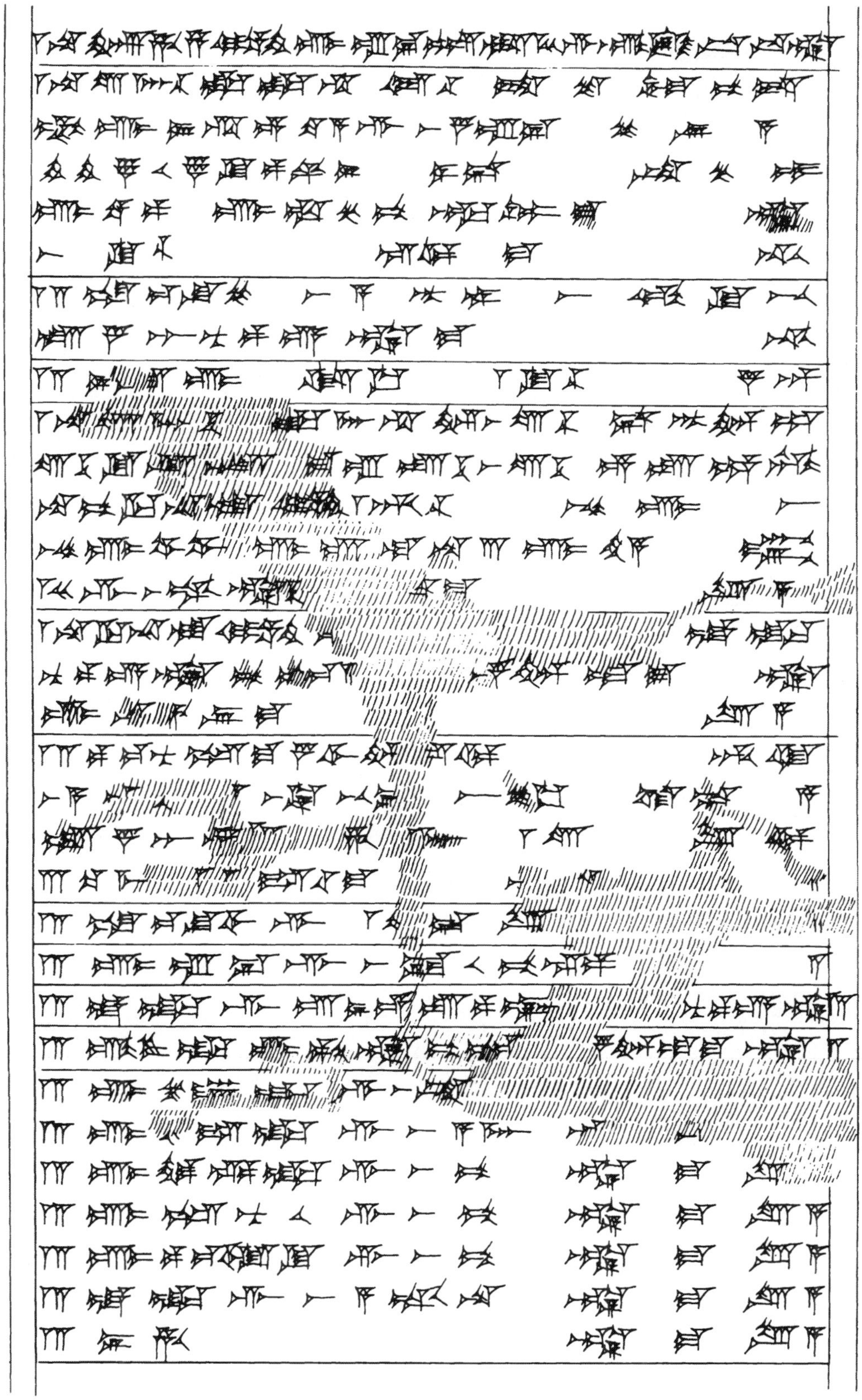

159 A 198

Kol. II

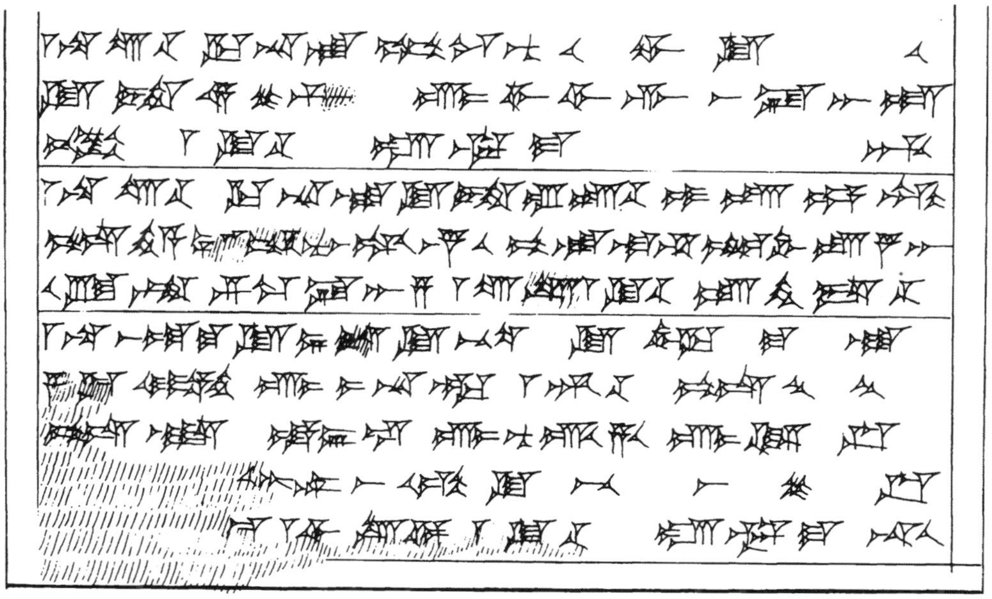

Kol. III

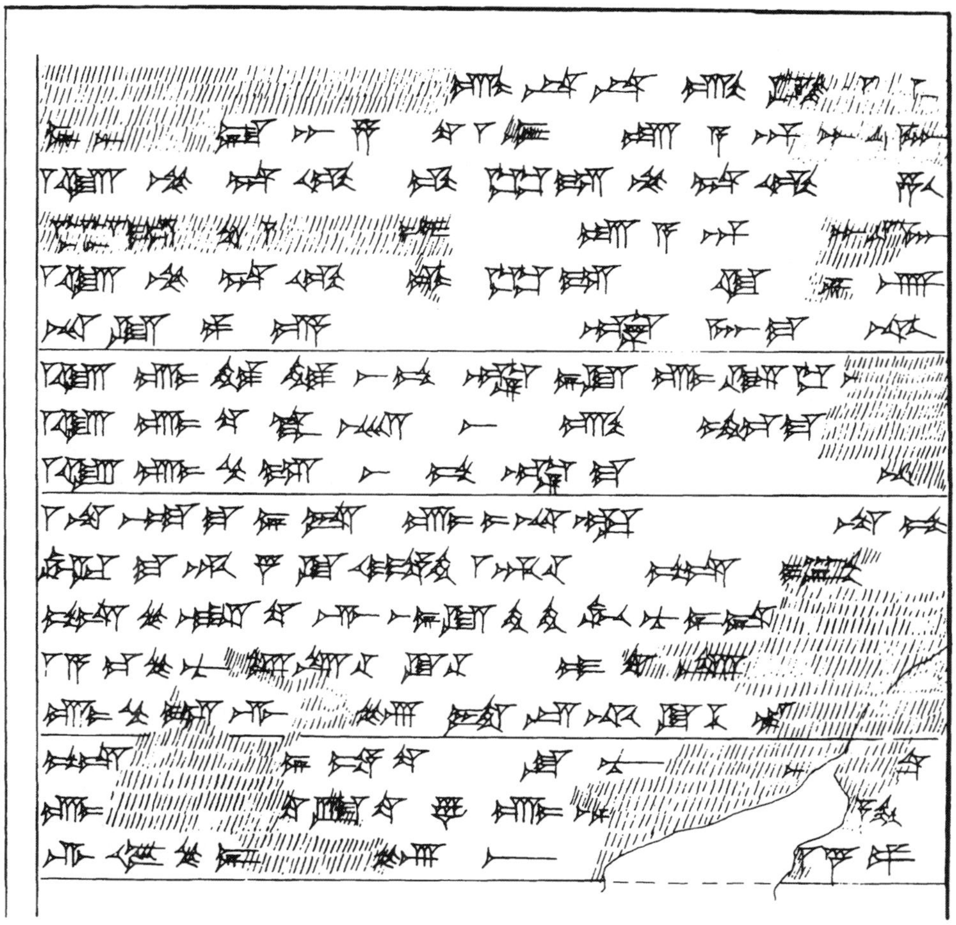

159 A 198

Kol. III

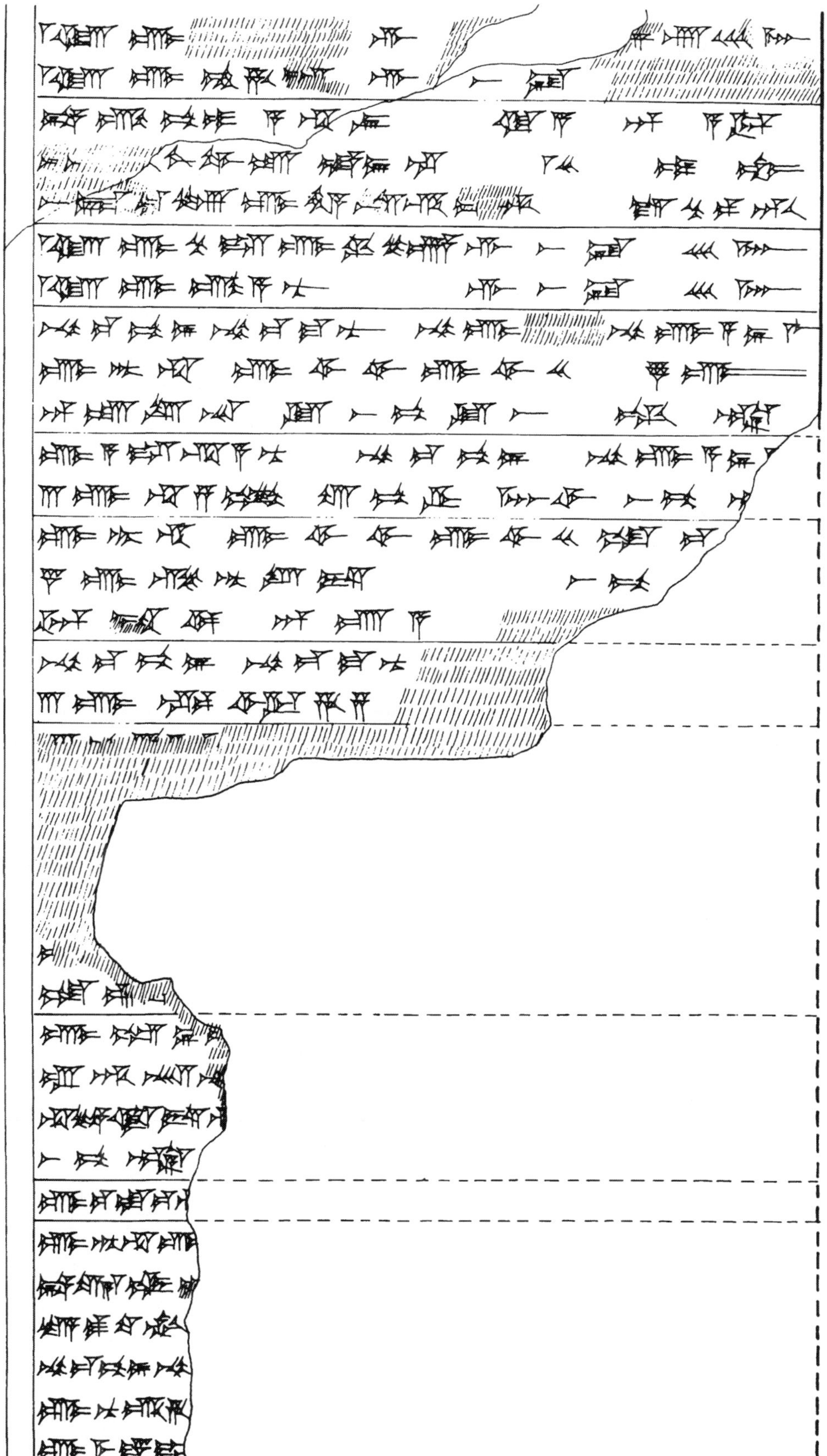

159 A 198

Kol. III

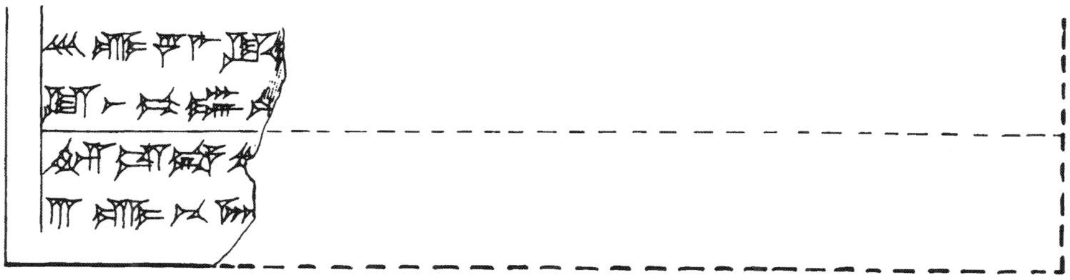

Kol. IV

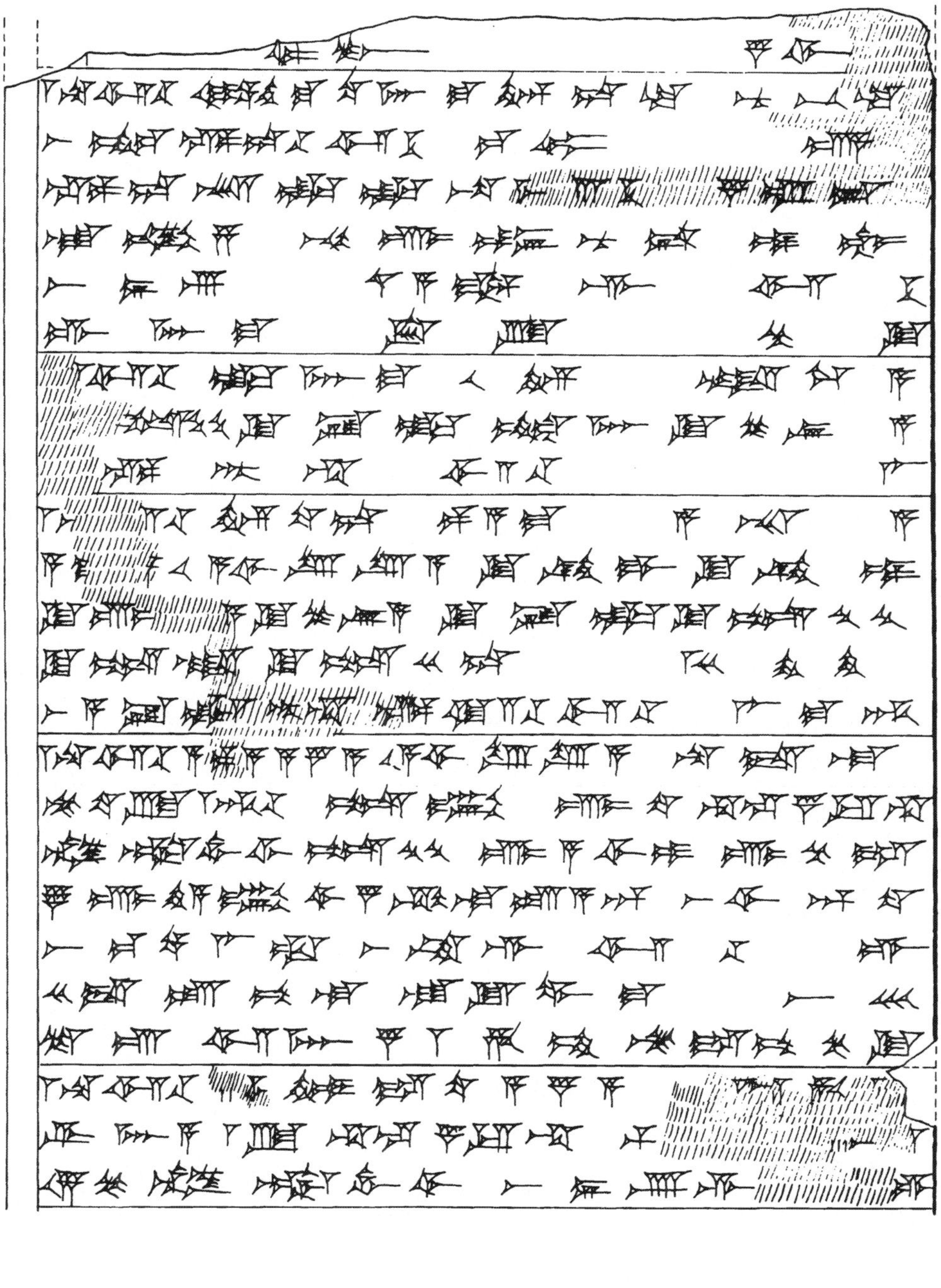

159 A 198

Kol. IV

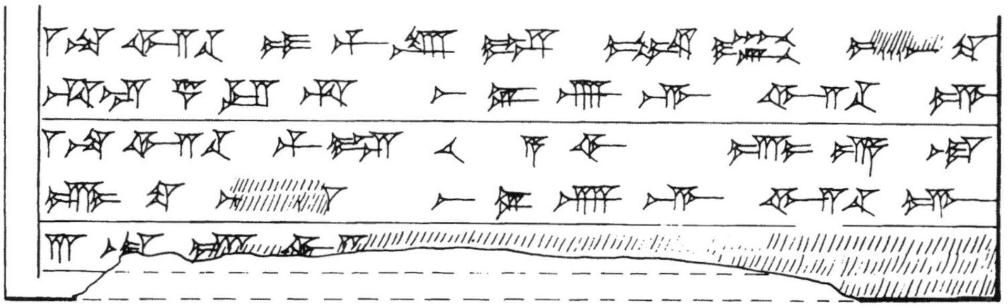

Kol. V

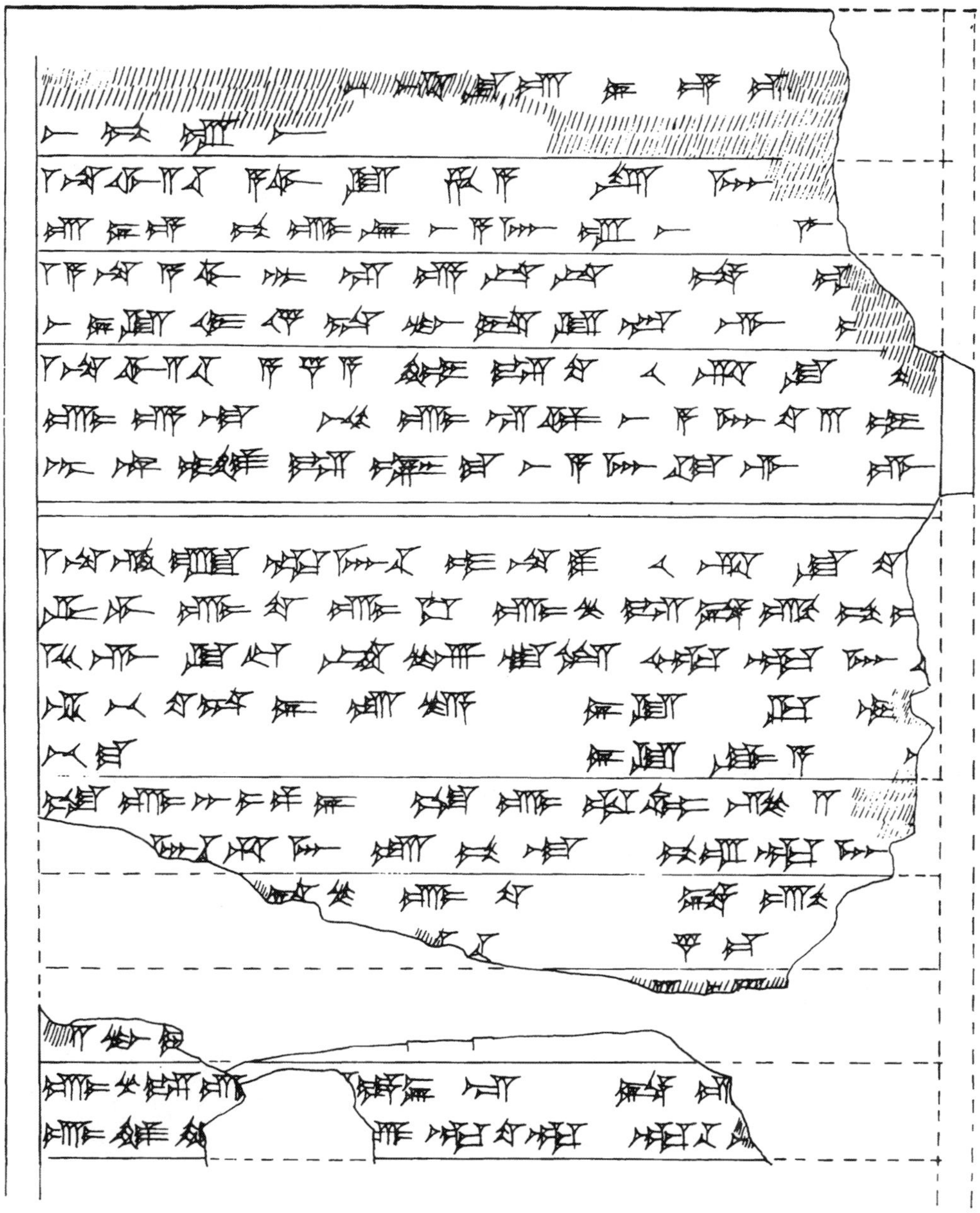

159 A 198

Kol. V

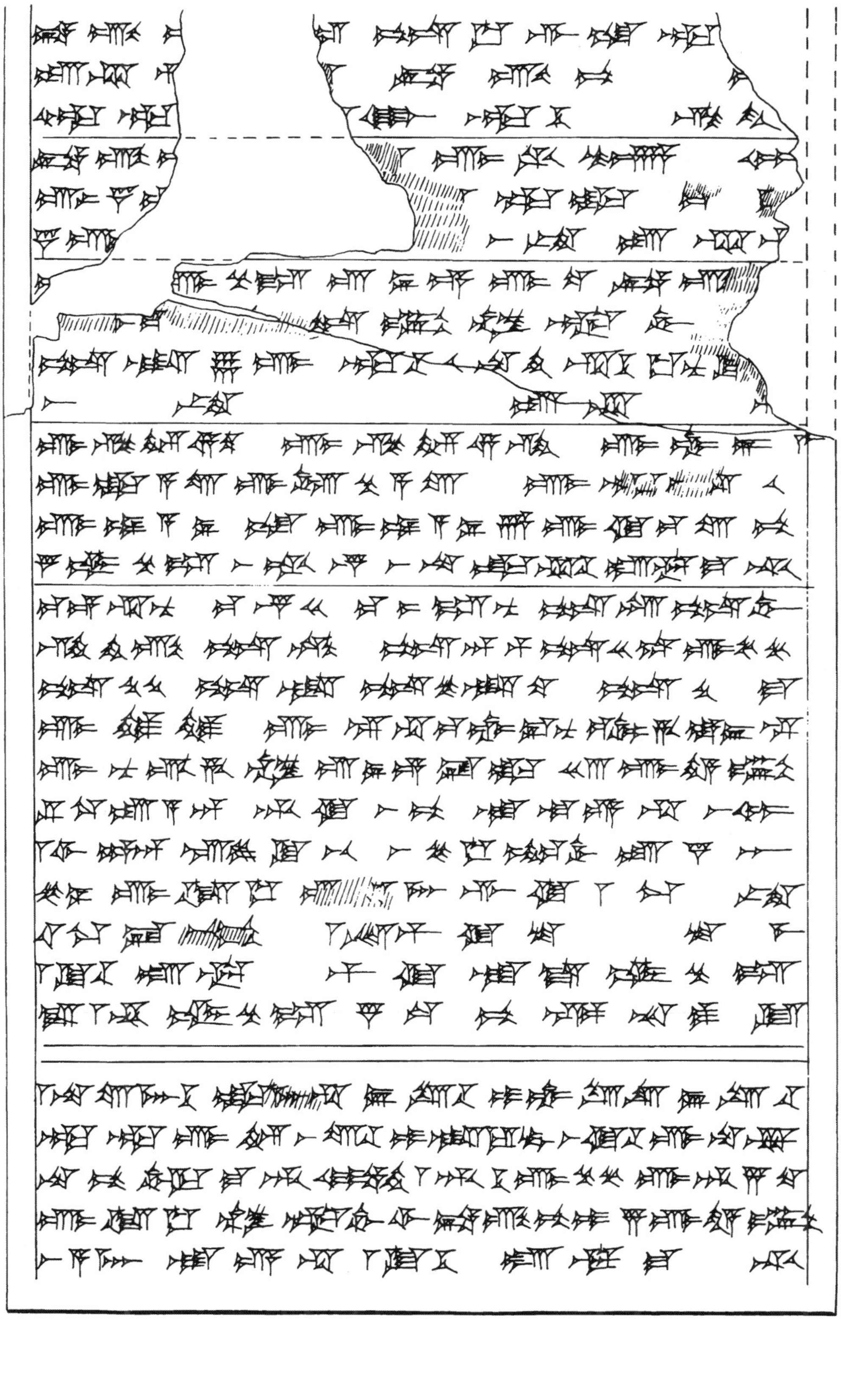

159 A 198

Kol. VI

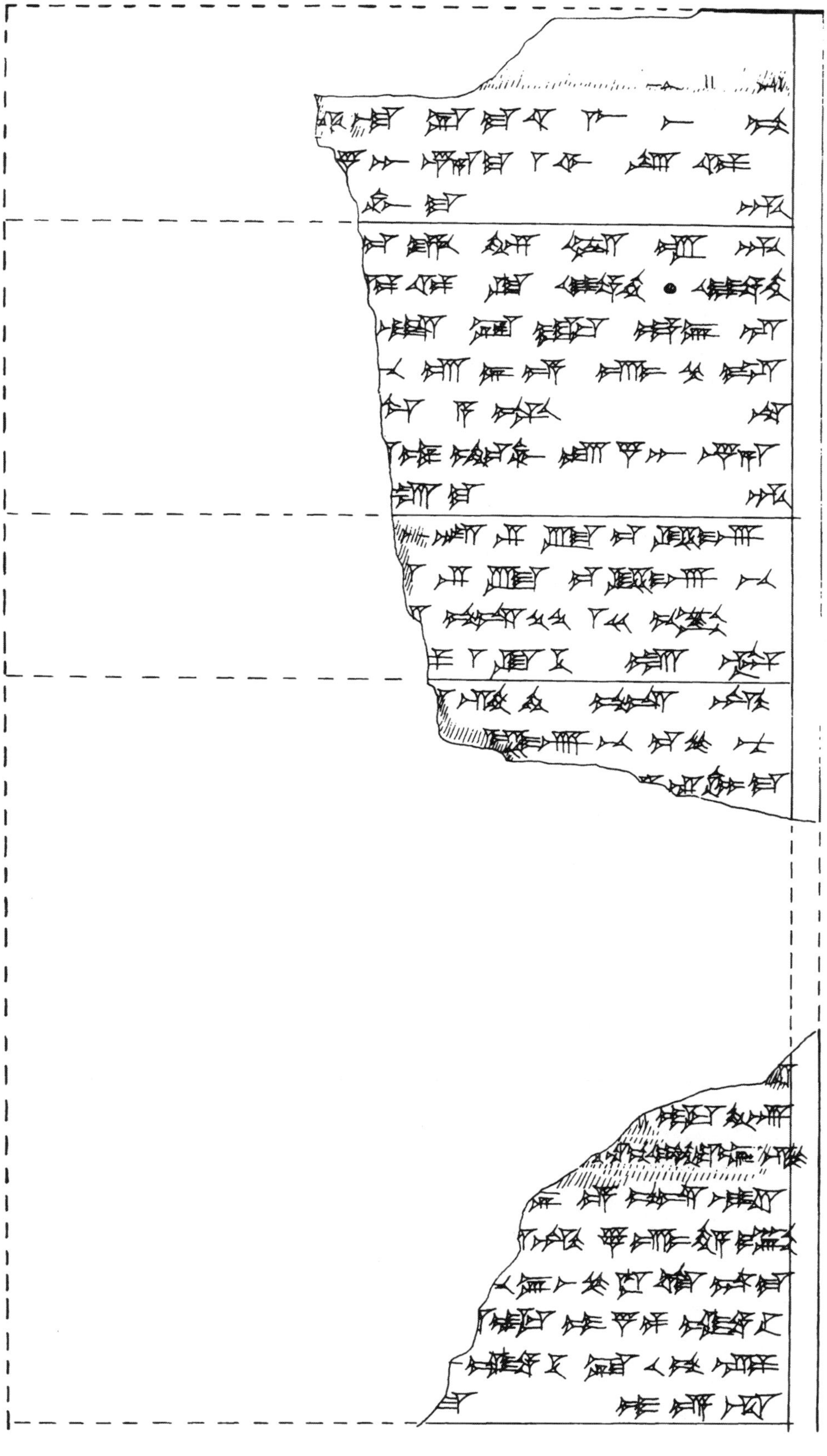

159 A 198

Kol. VI

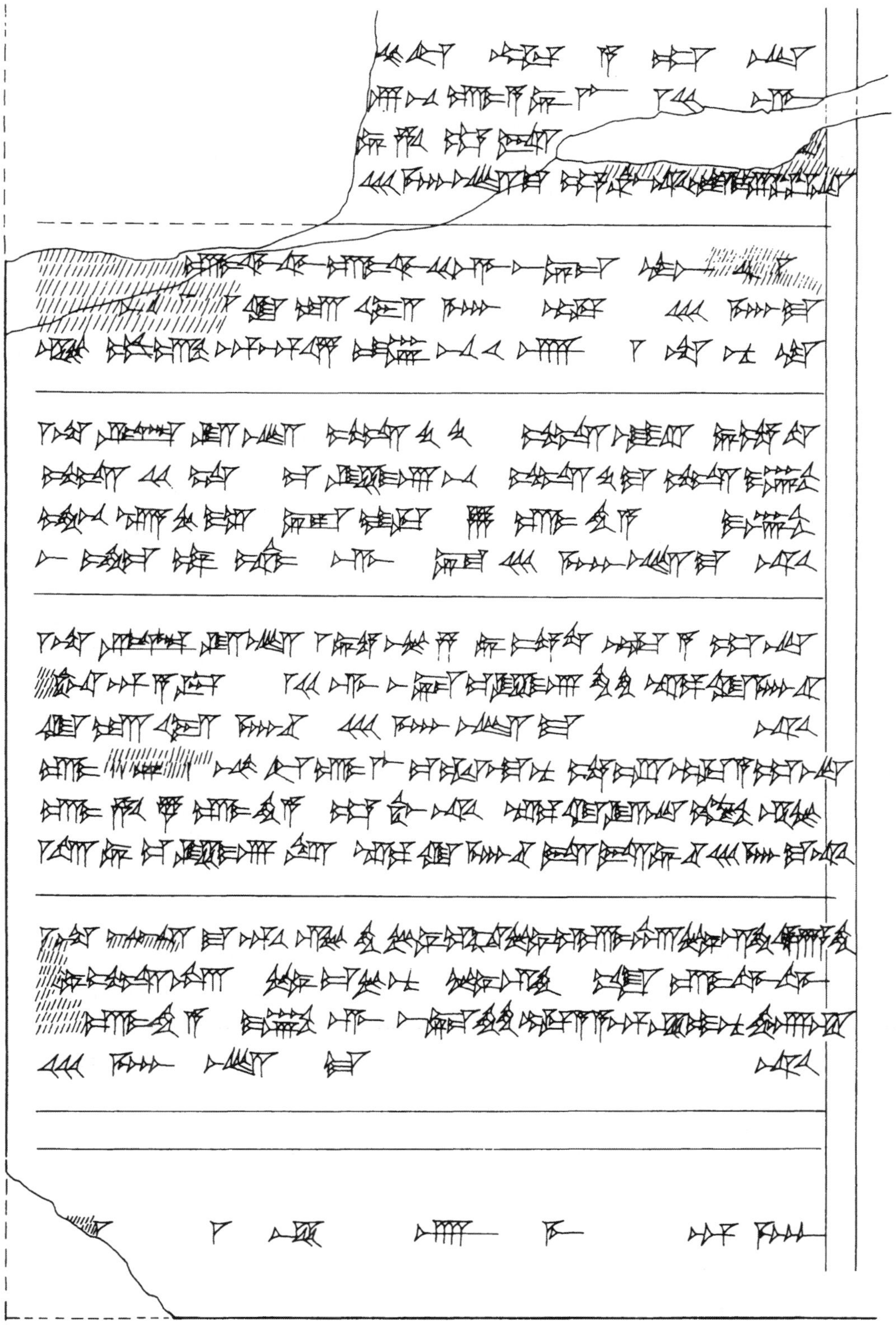

160 VAT 11106*

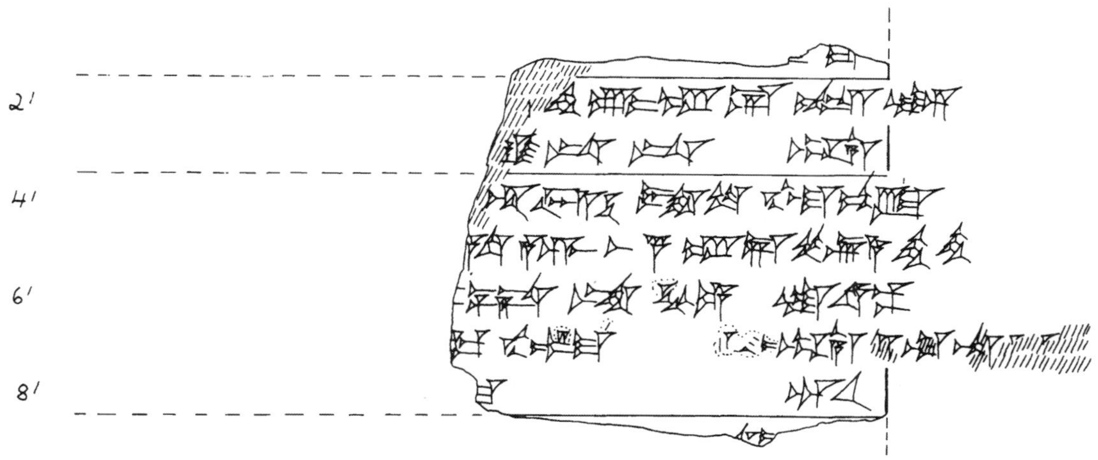

161 A 239

Kol. I

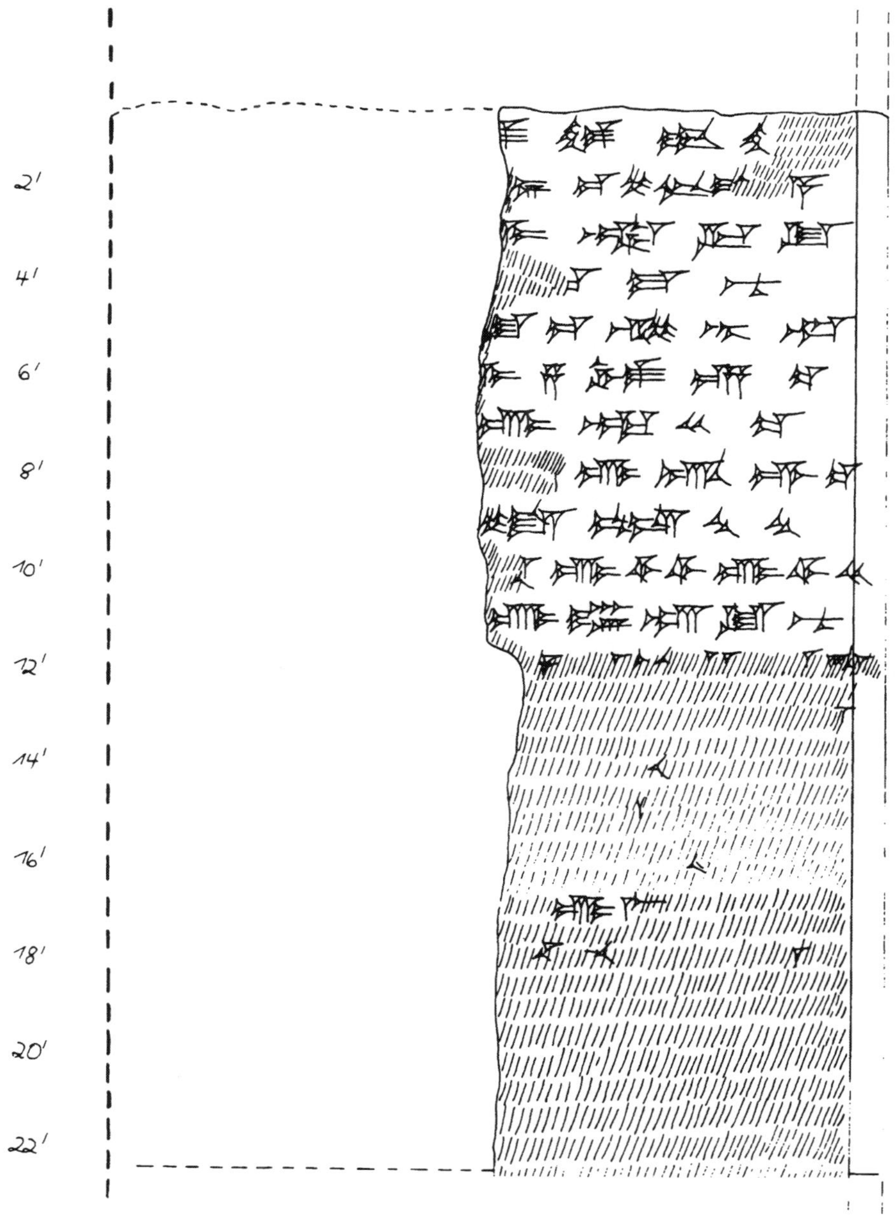

Kol. I

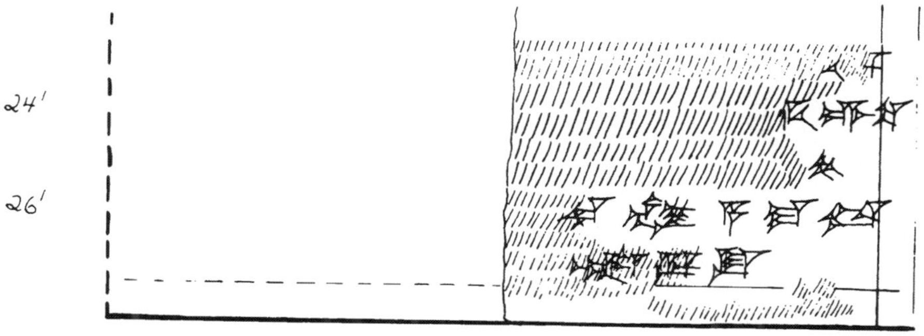

Kol. II

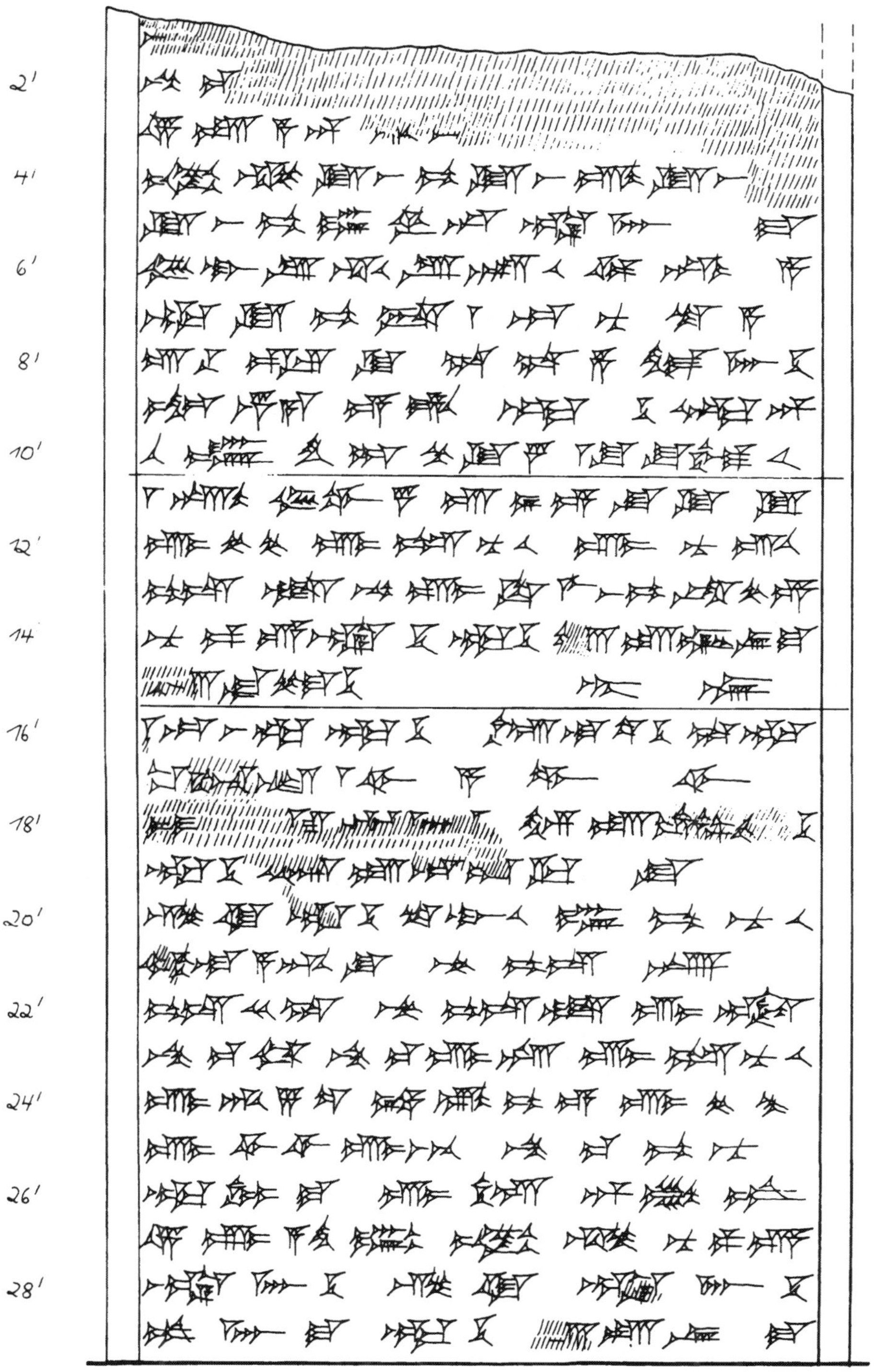

161 A 239

Kol. III

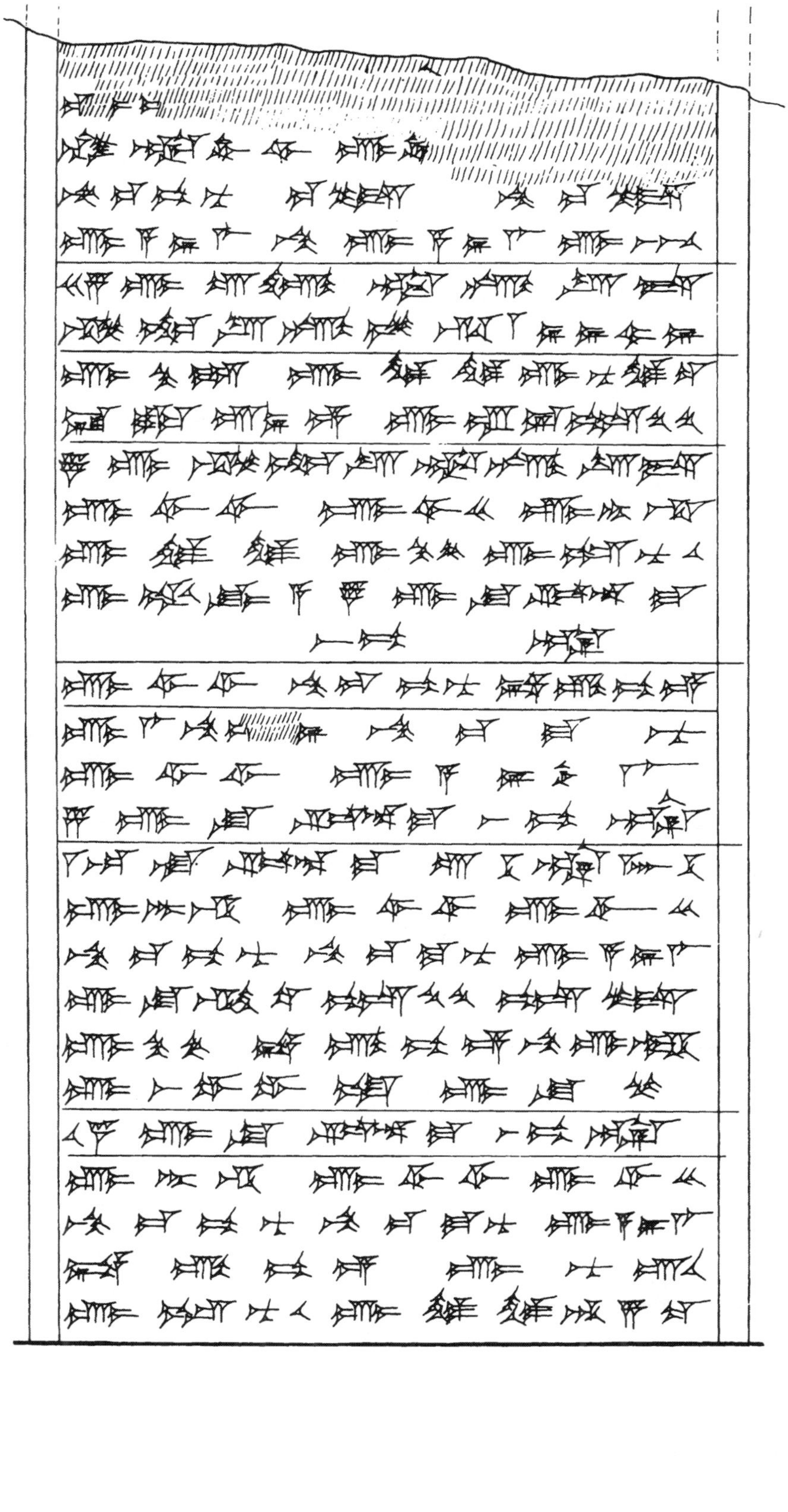

161 A 239

Kol. IV

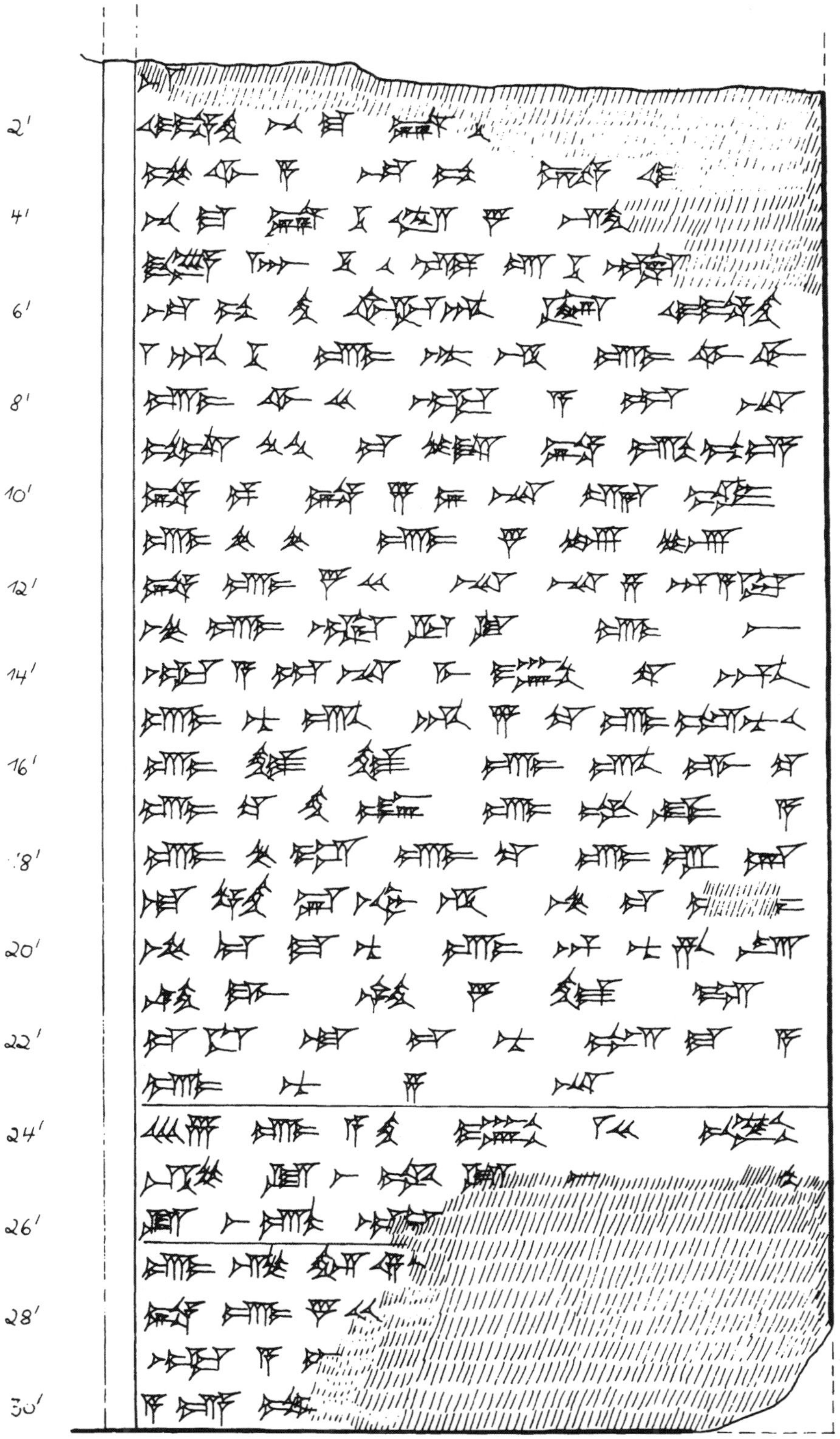

161 A 239

Kol. V

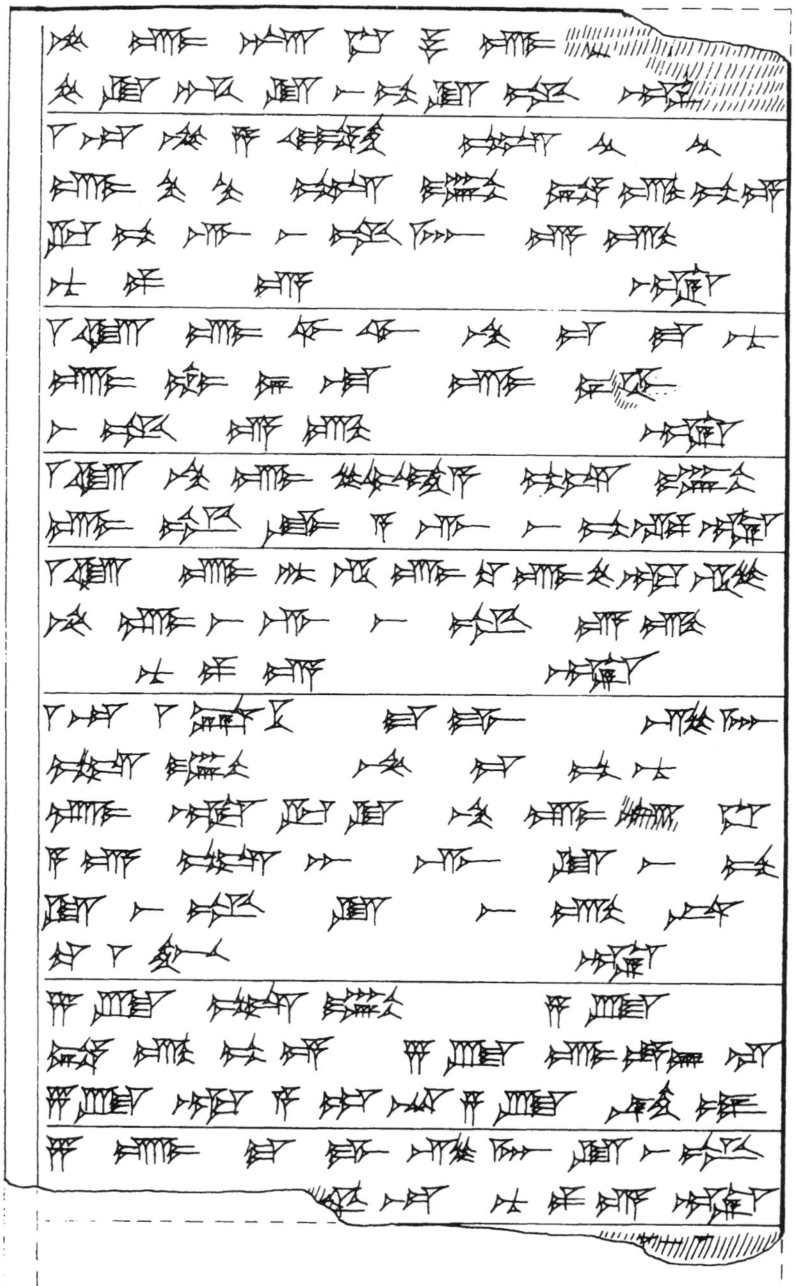

162 VAT 11819*

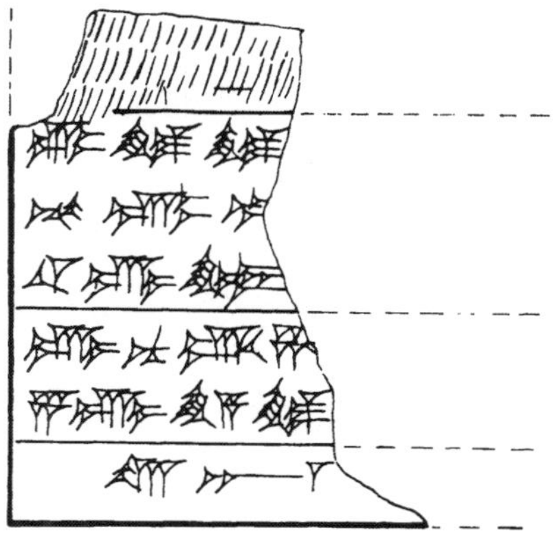

161 A 239

Kol. VI

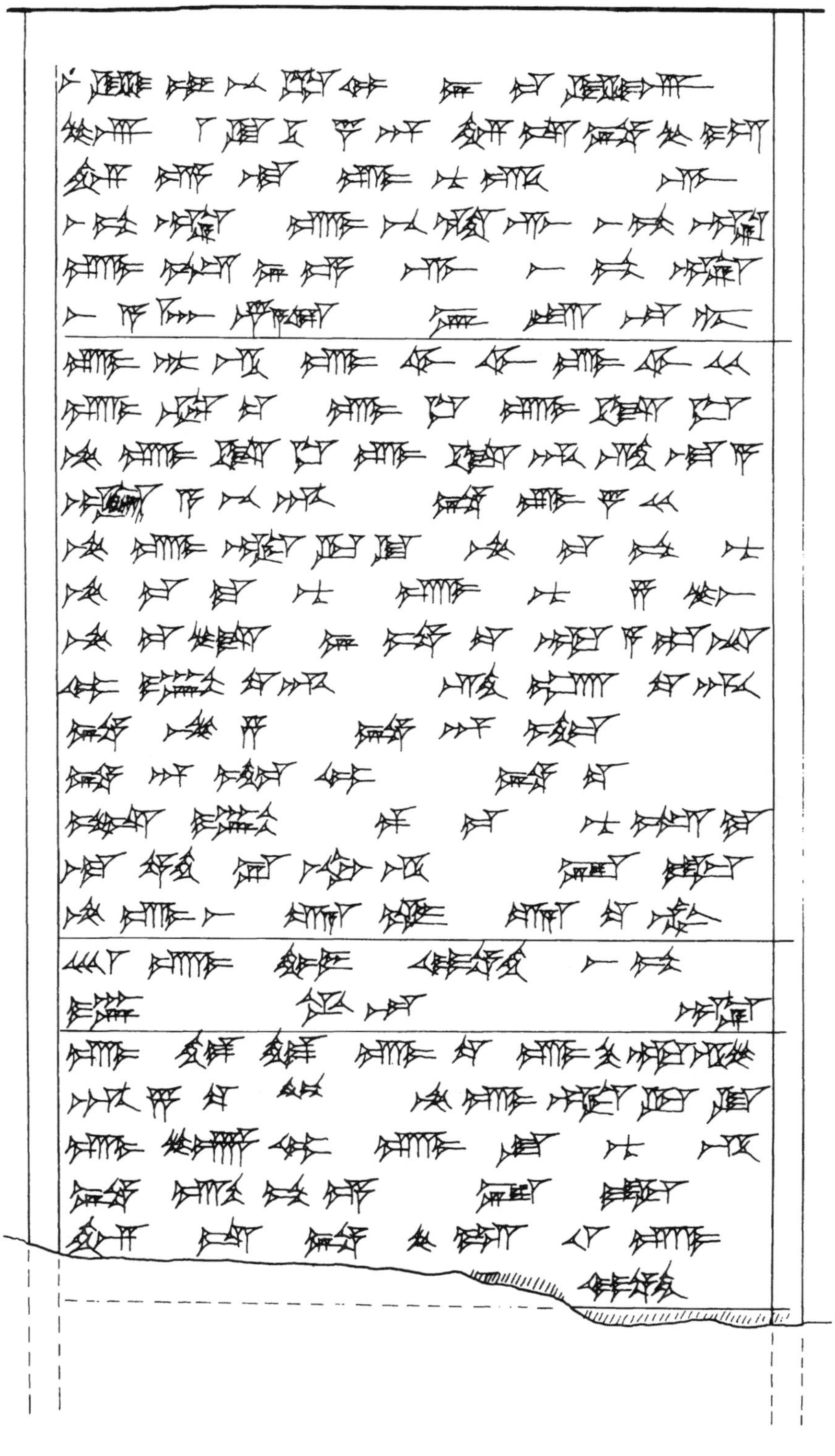

161 A 239

Kol. VII

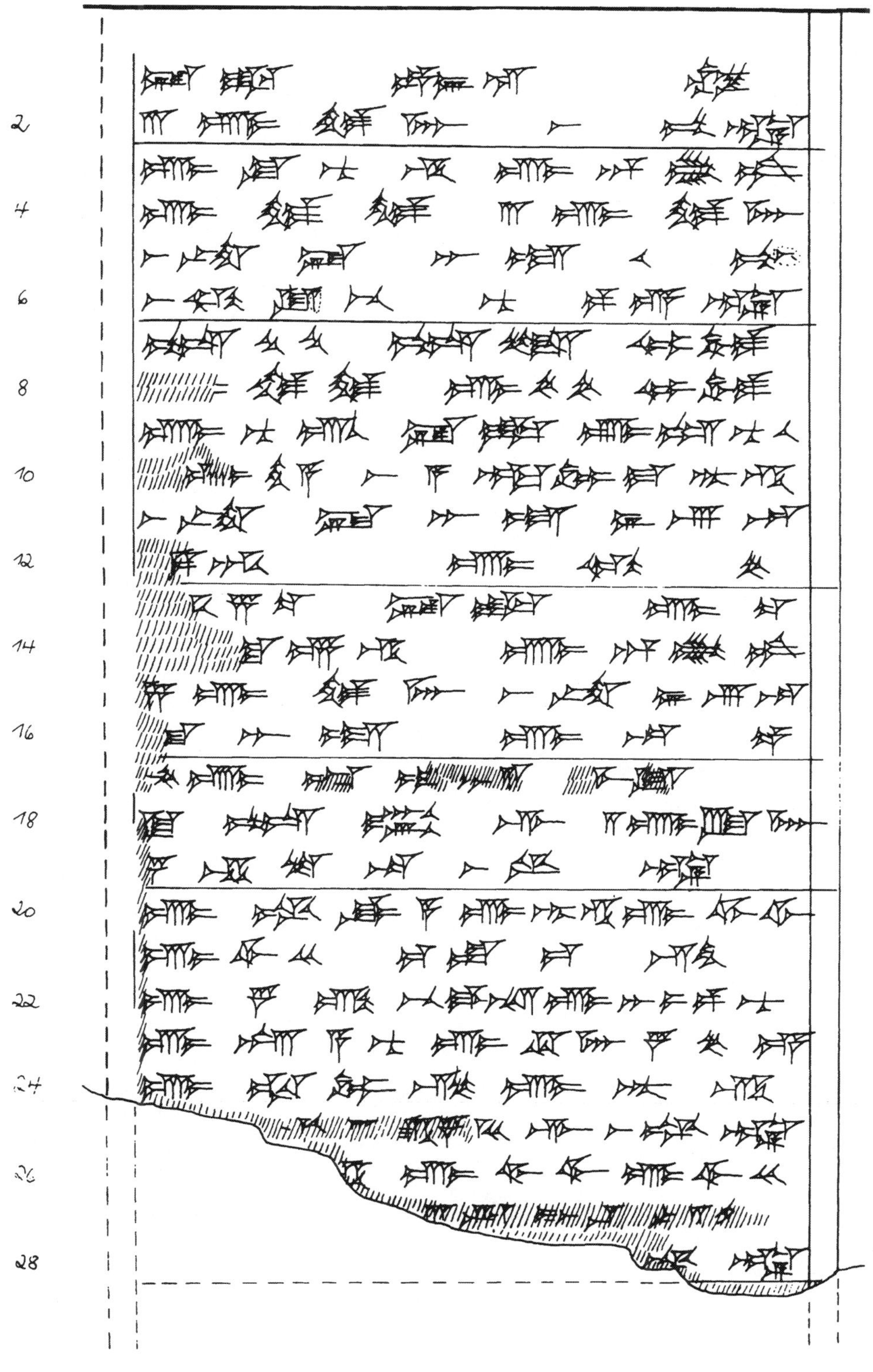

Kol. VIII ist vollkommen weggebrochen

163 VAT 13913

Vs.

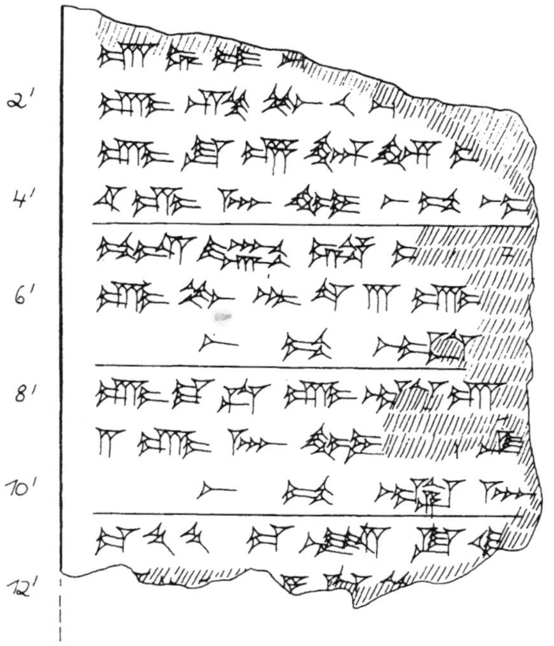

Rs.

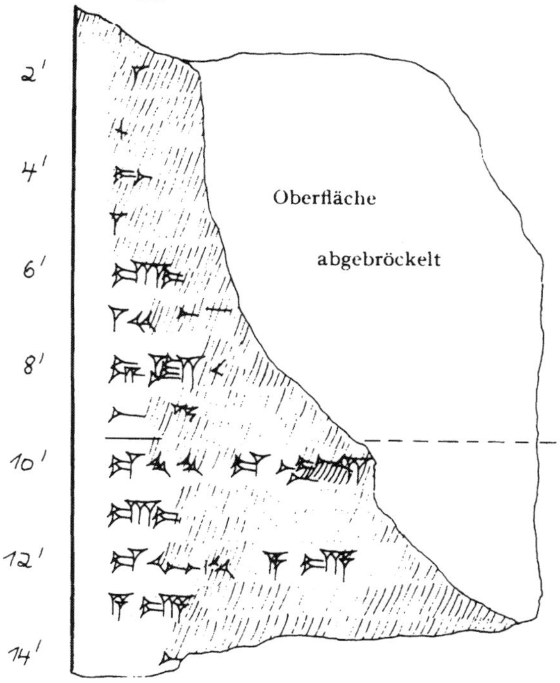

164 A 234

Vs.

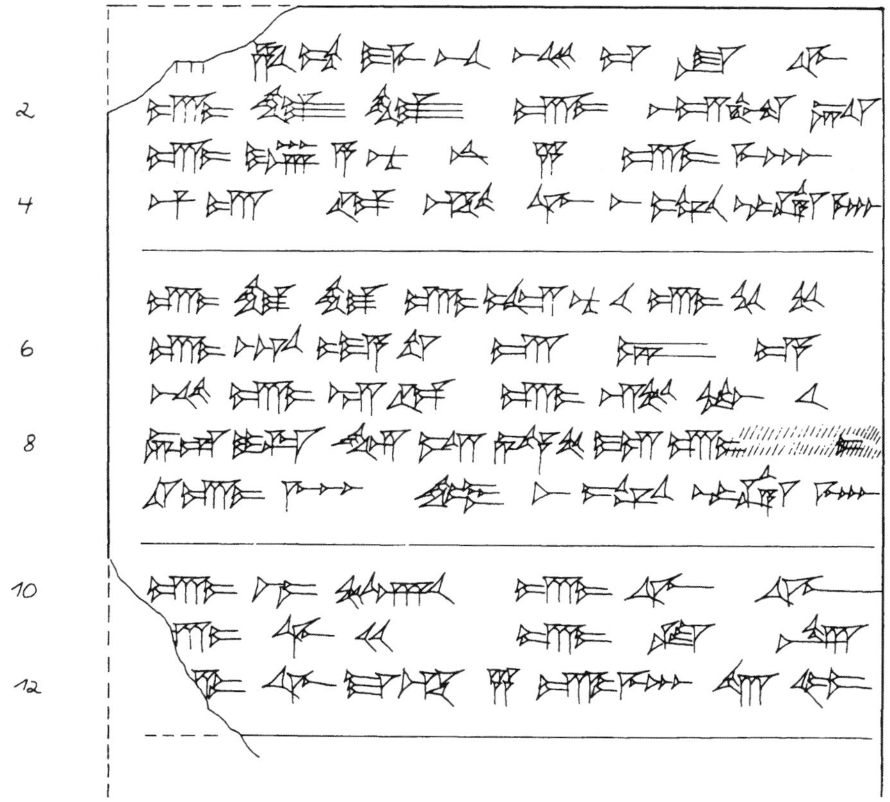

164 A 234

Vs.

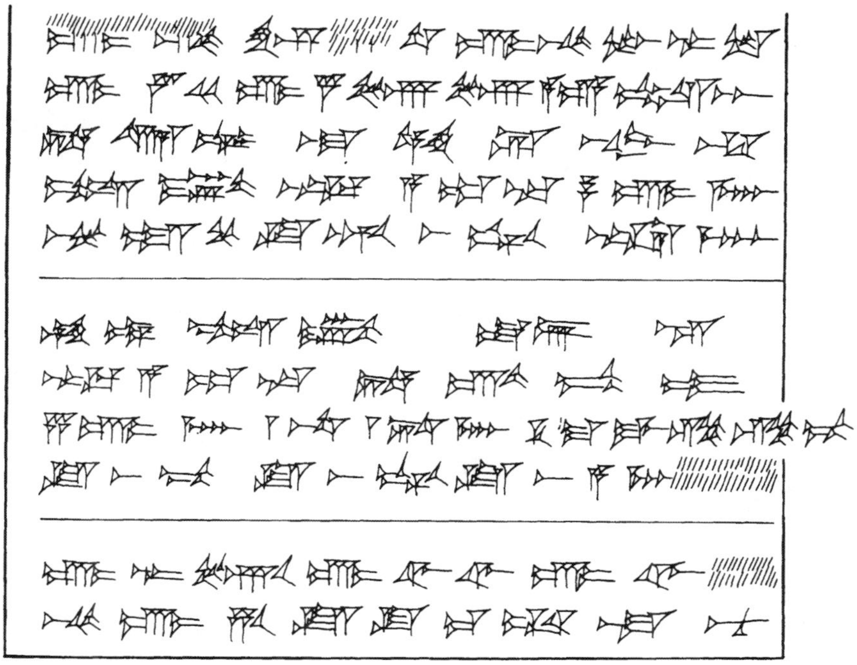

Rs.

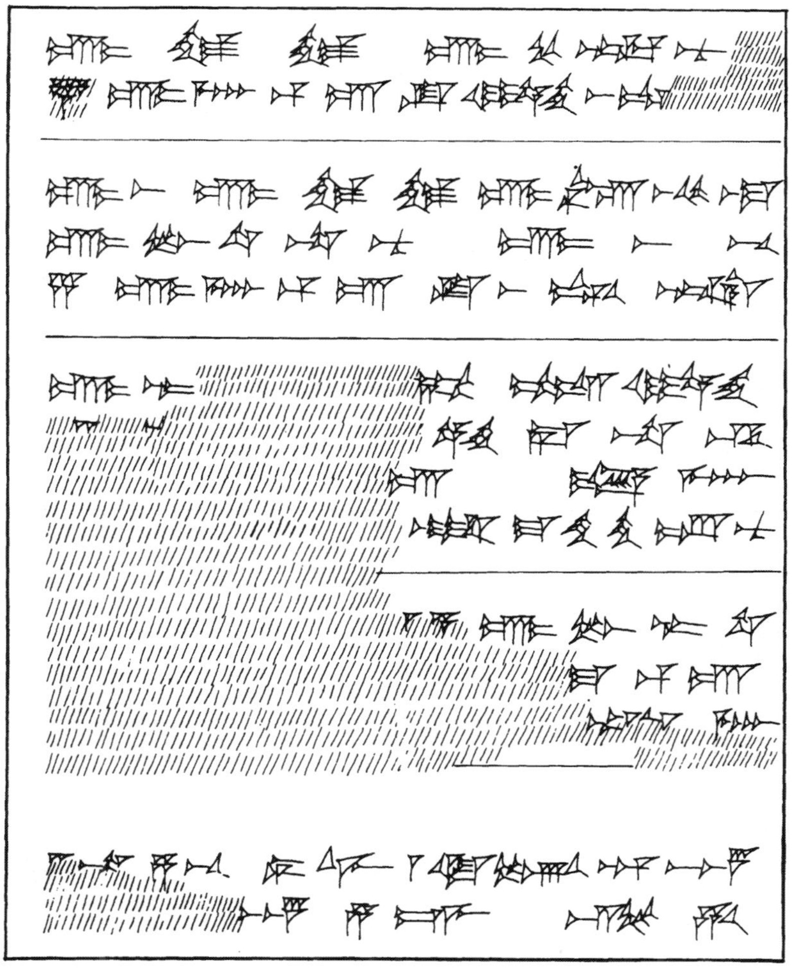

165 VAT 9467 + 10300 + 10414

Kol. I'

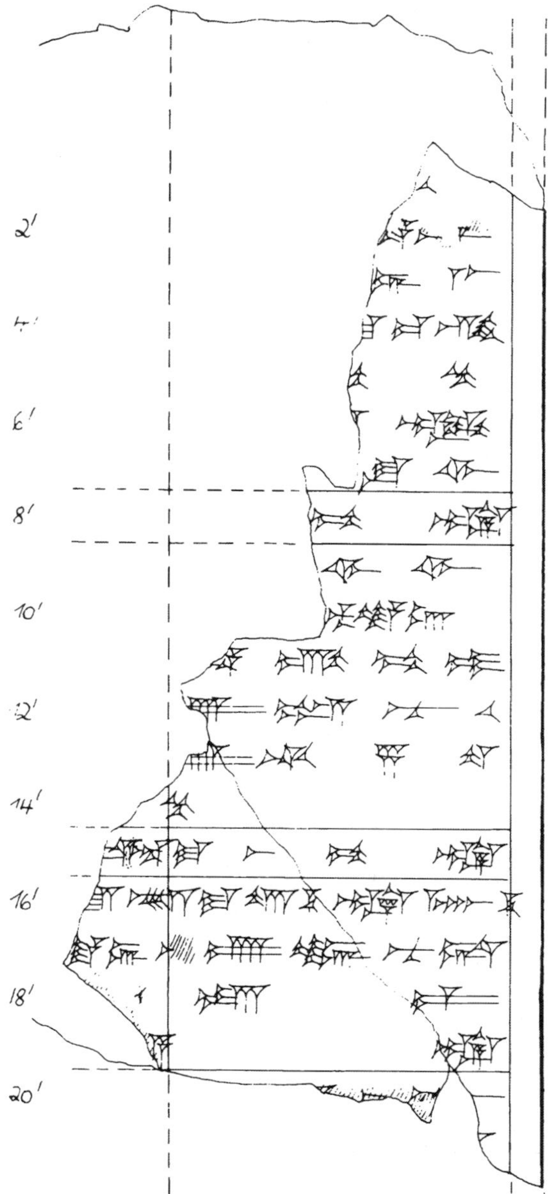

Kol. II' u. III' auf Tafel 70

166 A 256*

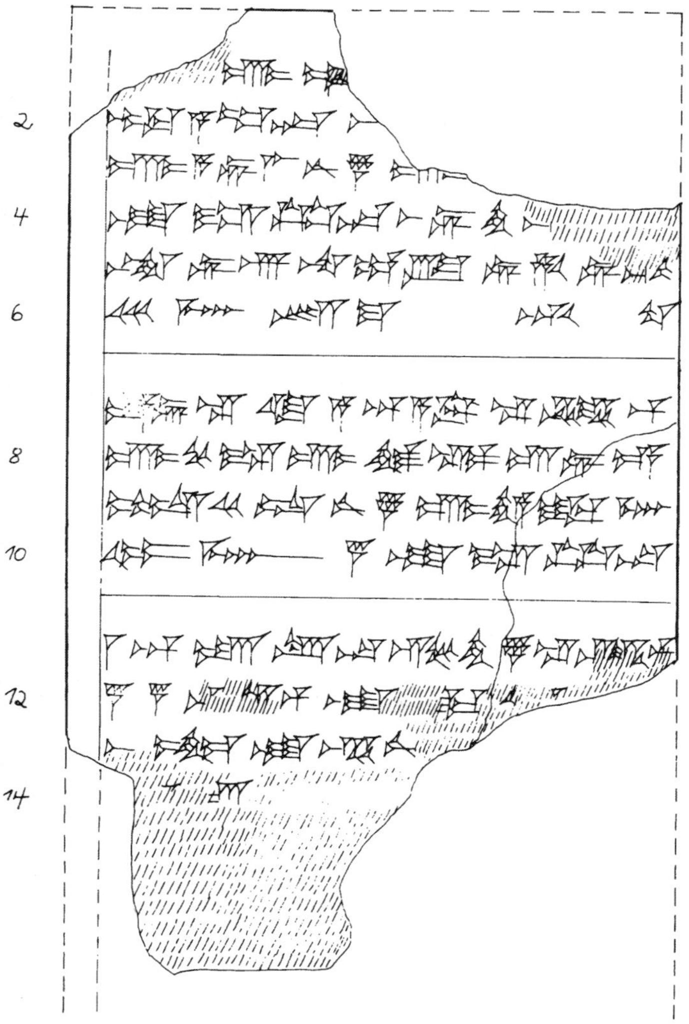

165 VAT 9467 + 10300 + 10414

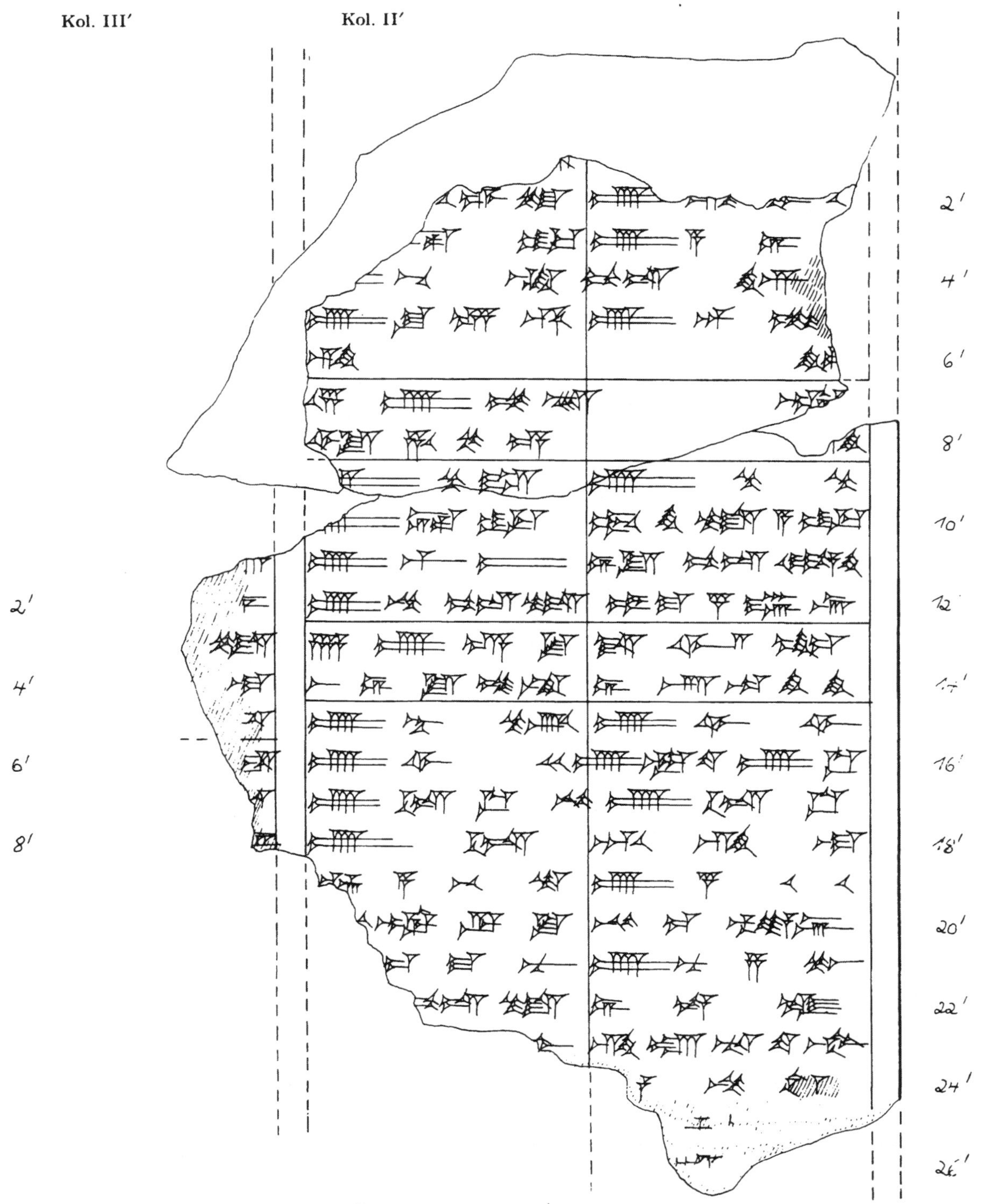

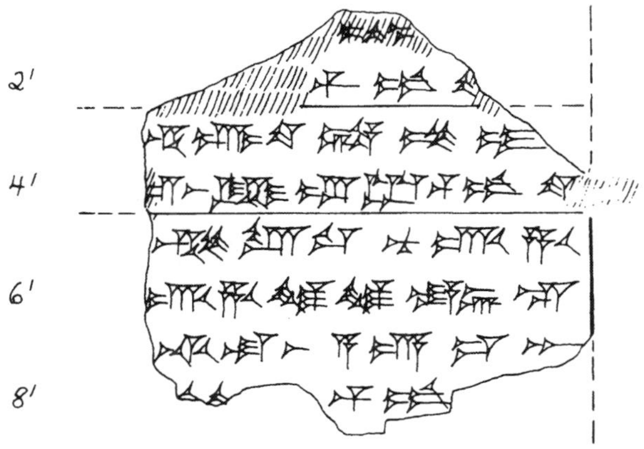

167 A 277*

168 VAT 9138

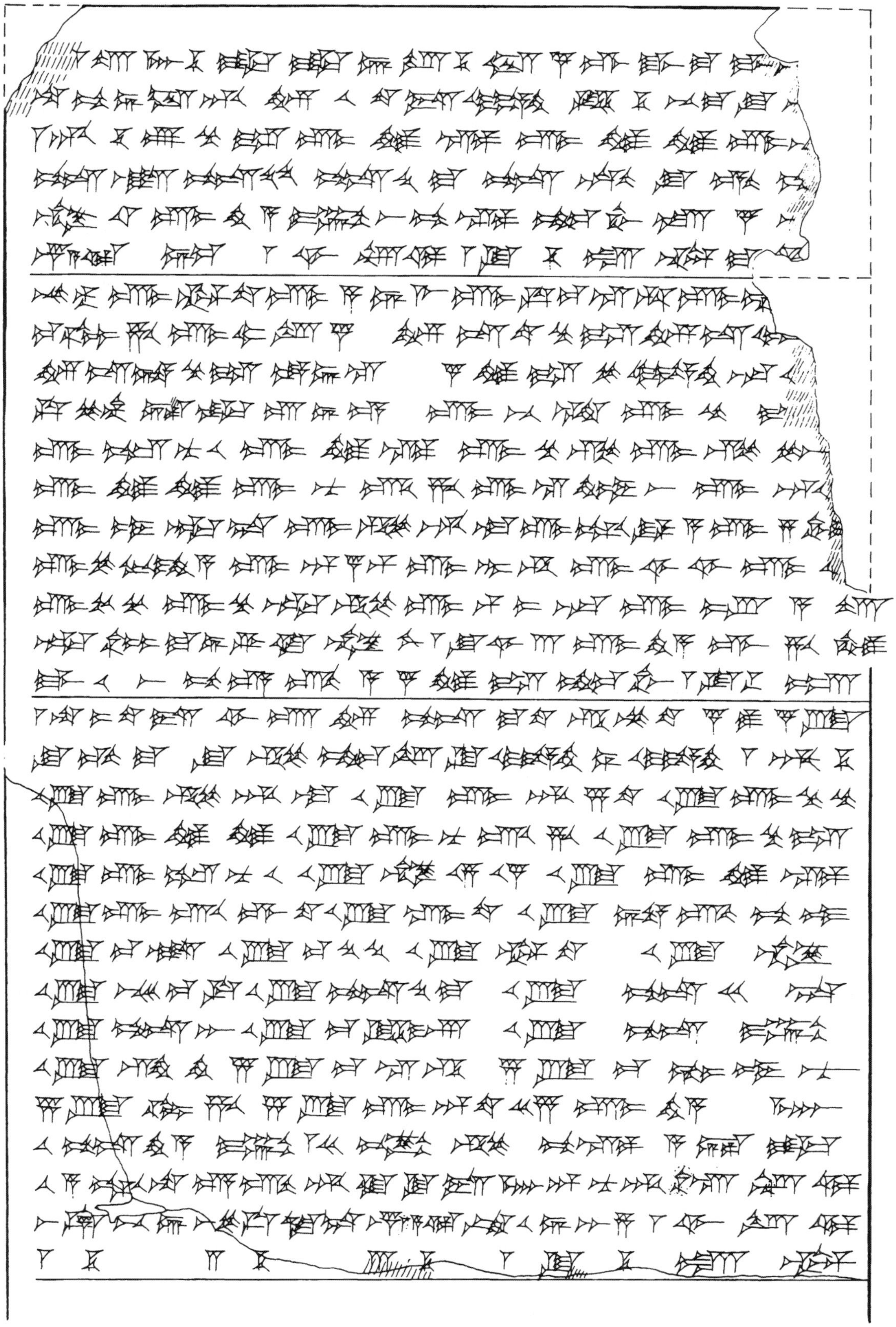

168 VAT 9138

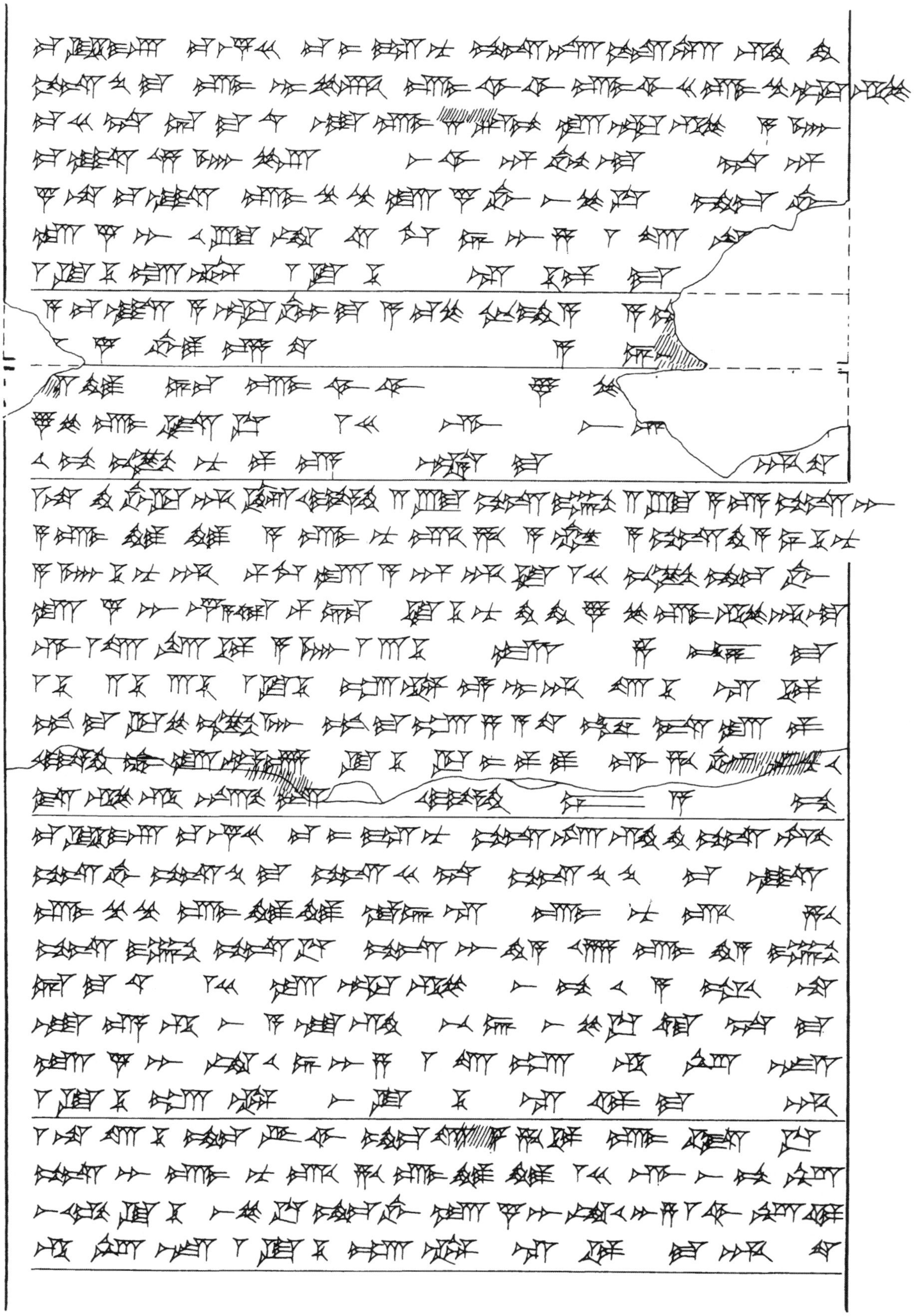

168 VAT 9138

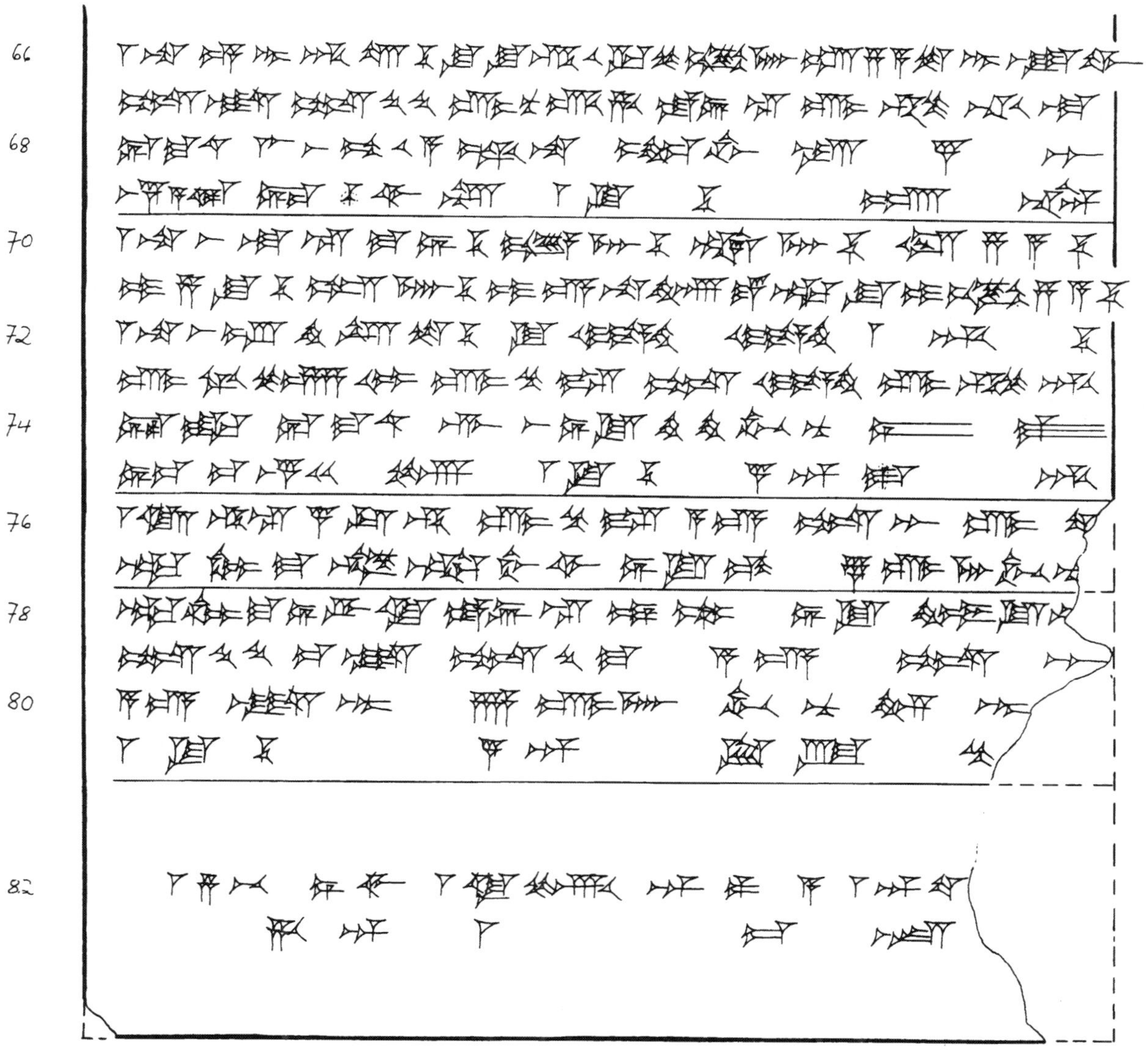

169 VAT 10584*

Fragment a

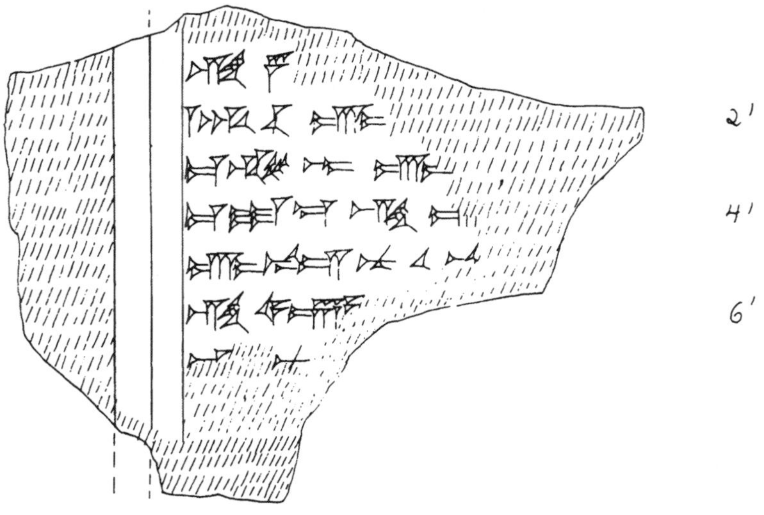

169 VAT 10584*

Fragment b

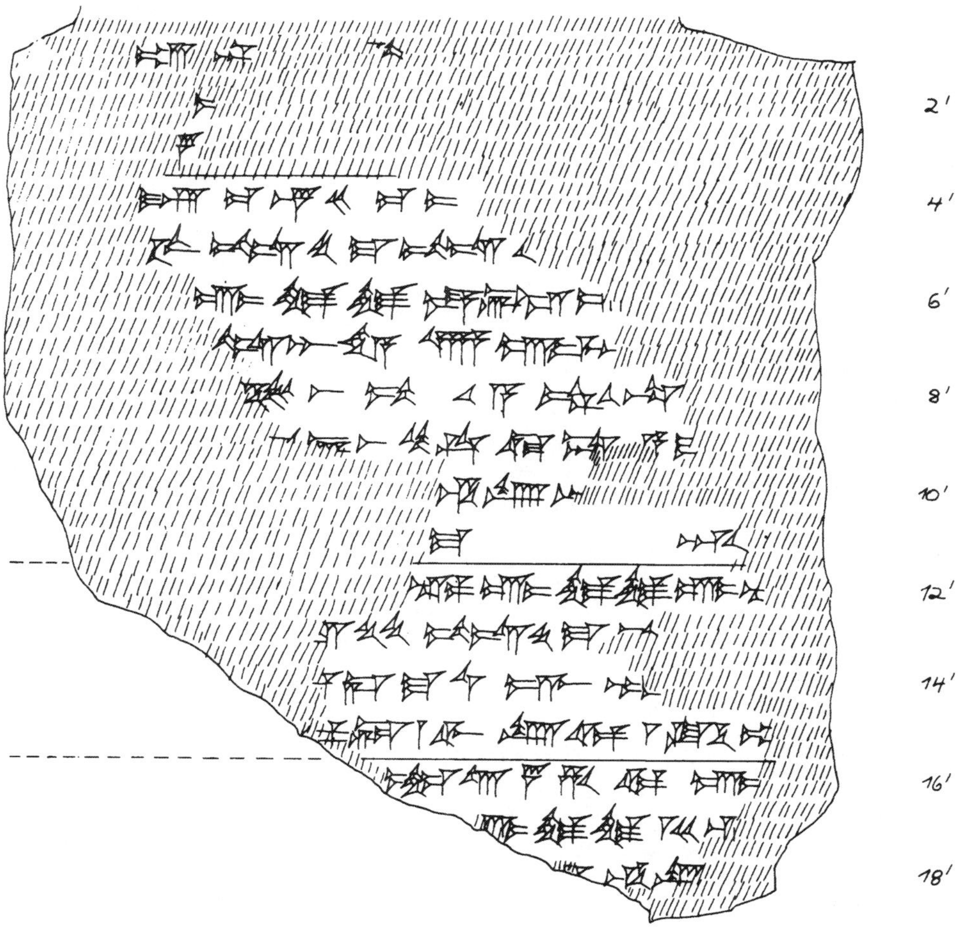

170 VAT 10492*

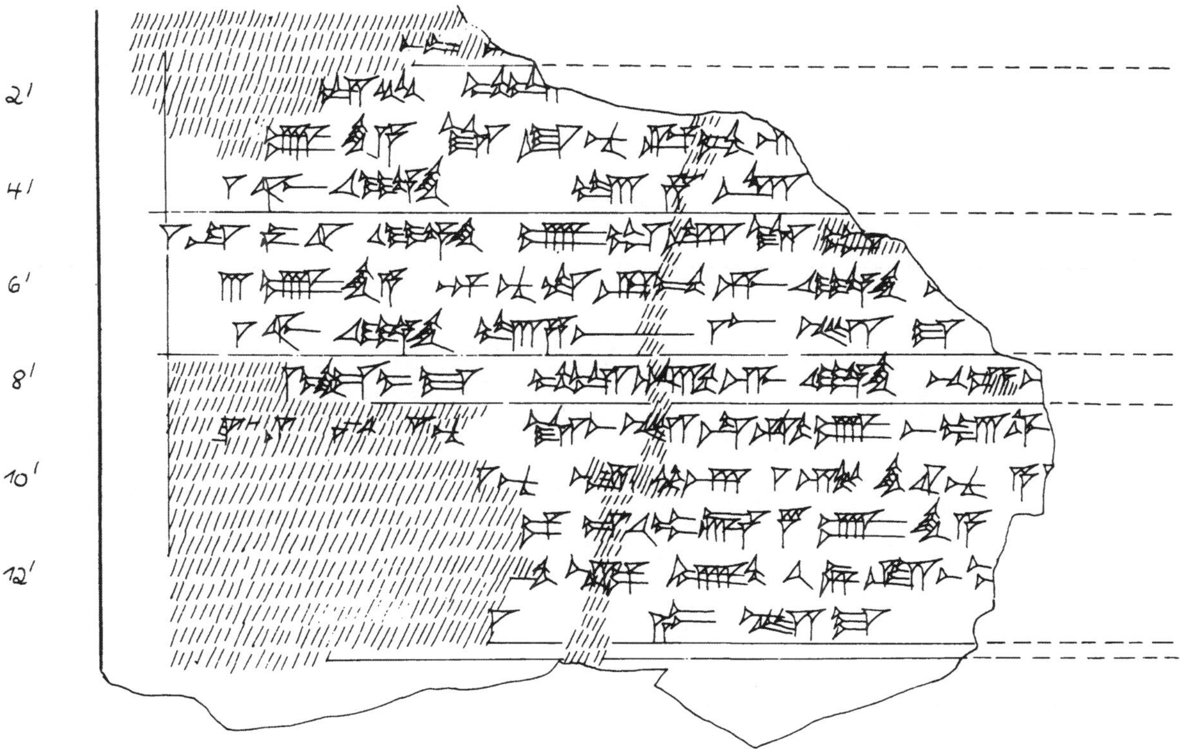

171 A 199* + o. A. VAT 9586

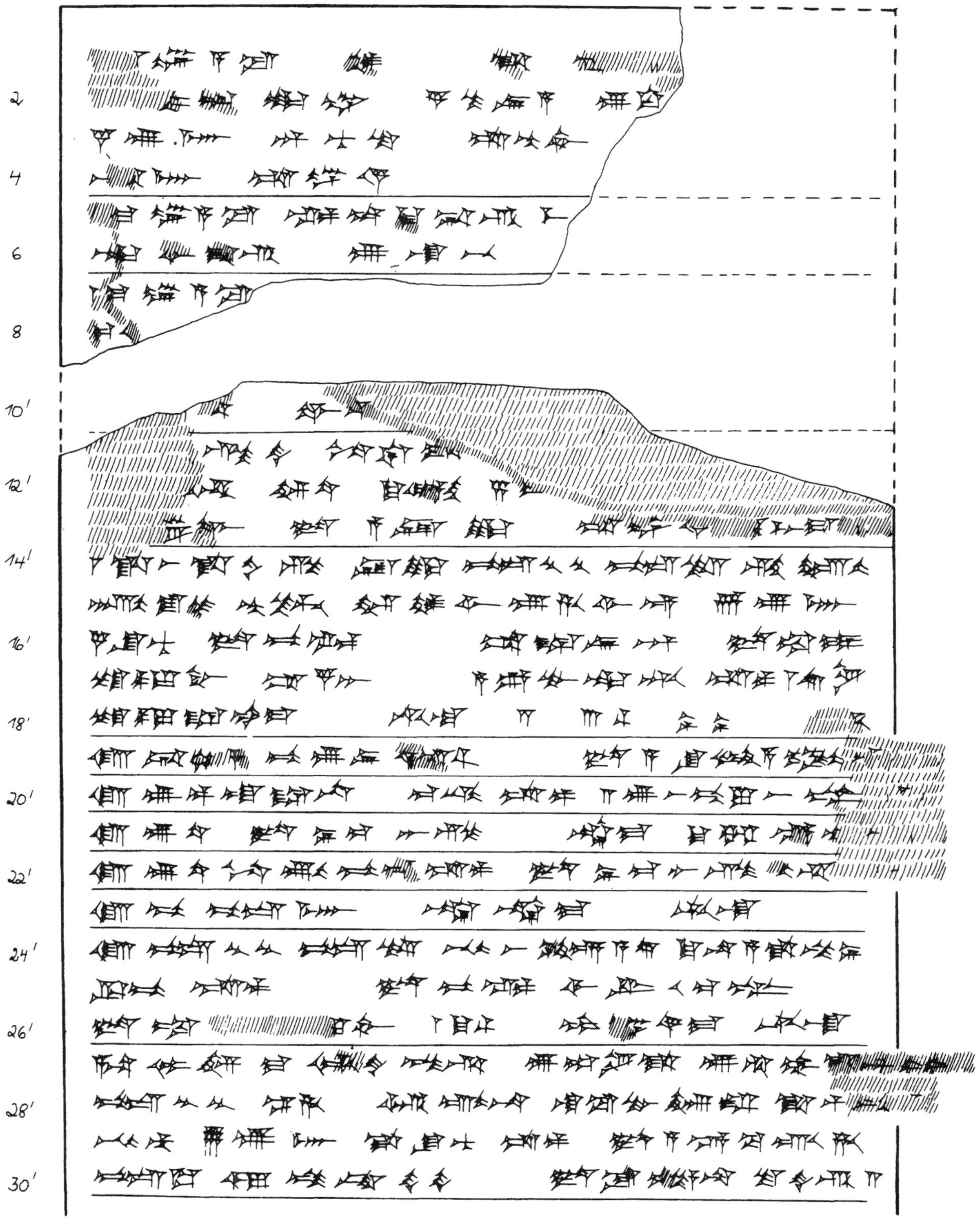

171 A 199* + o. A. VAT 9586

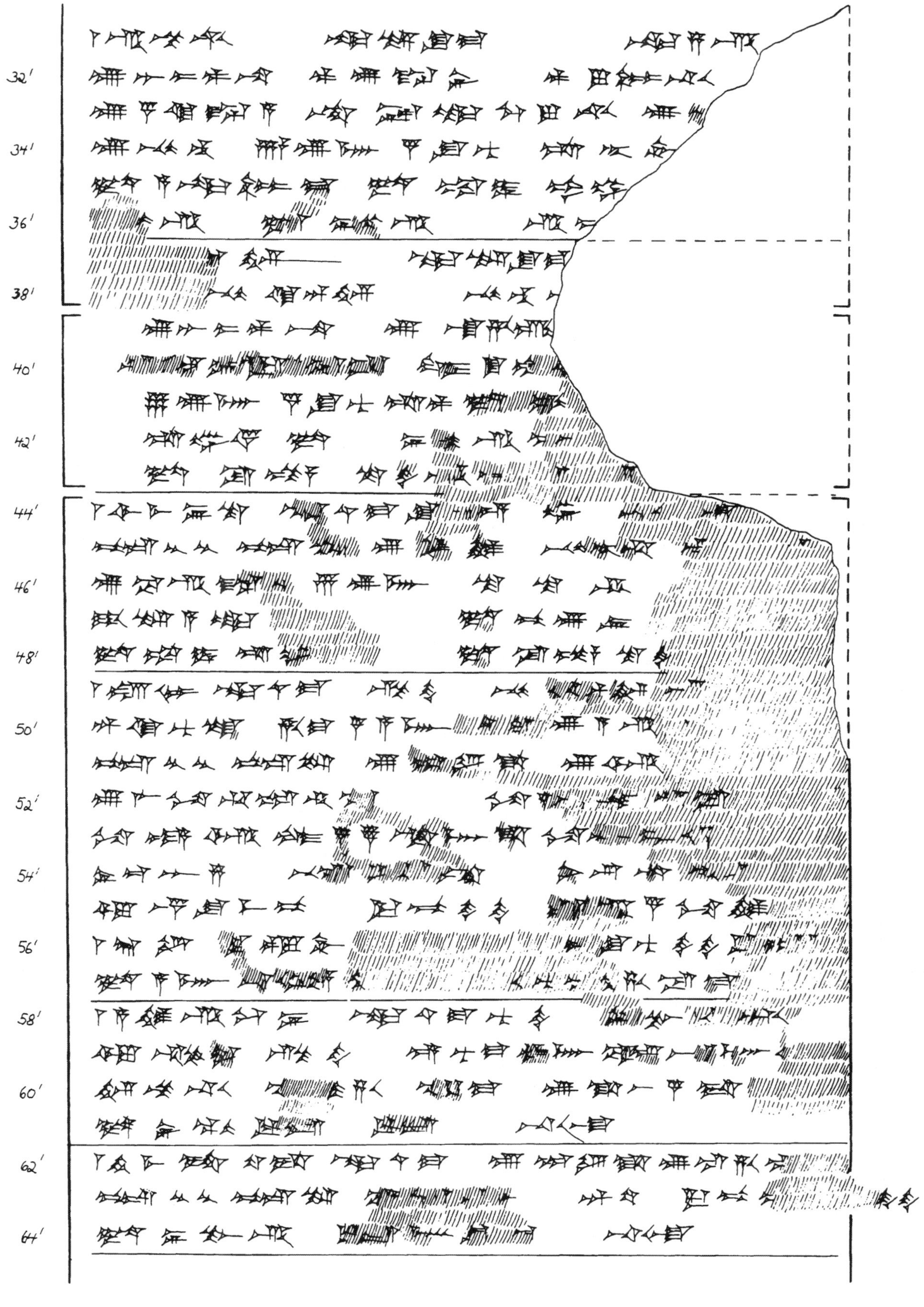

171 A 199* + o. A. VAT 9586

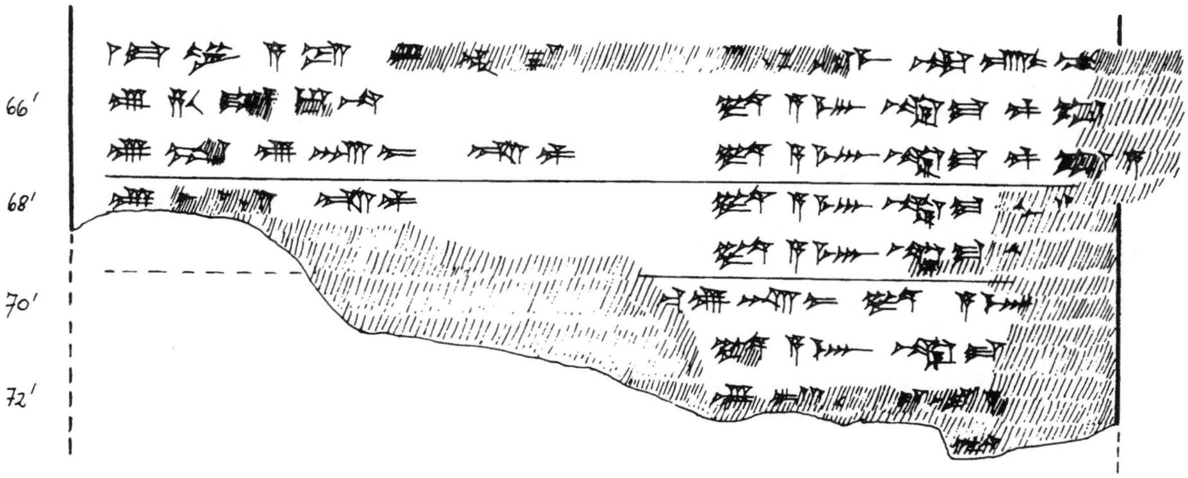

172 VAT 10692*

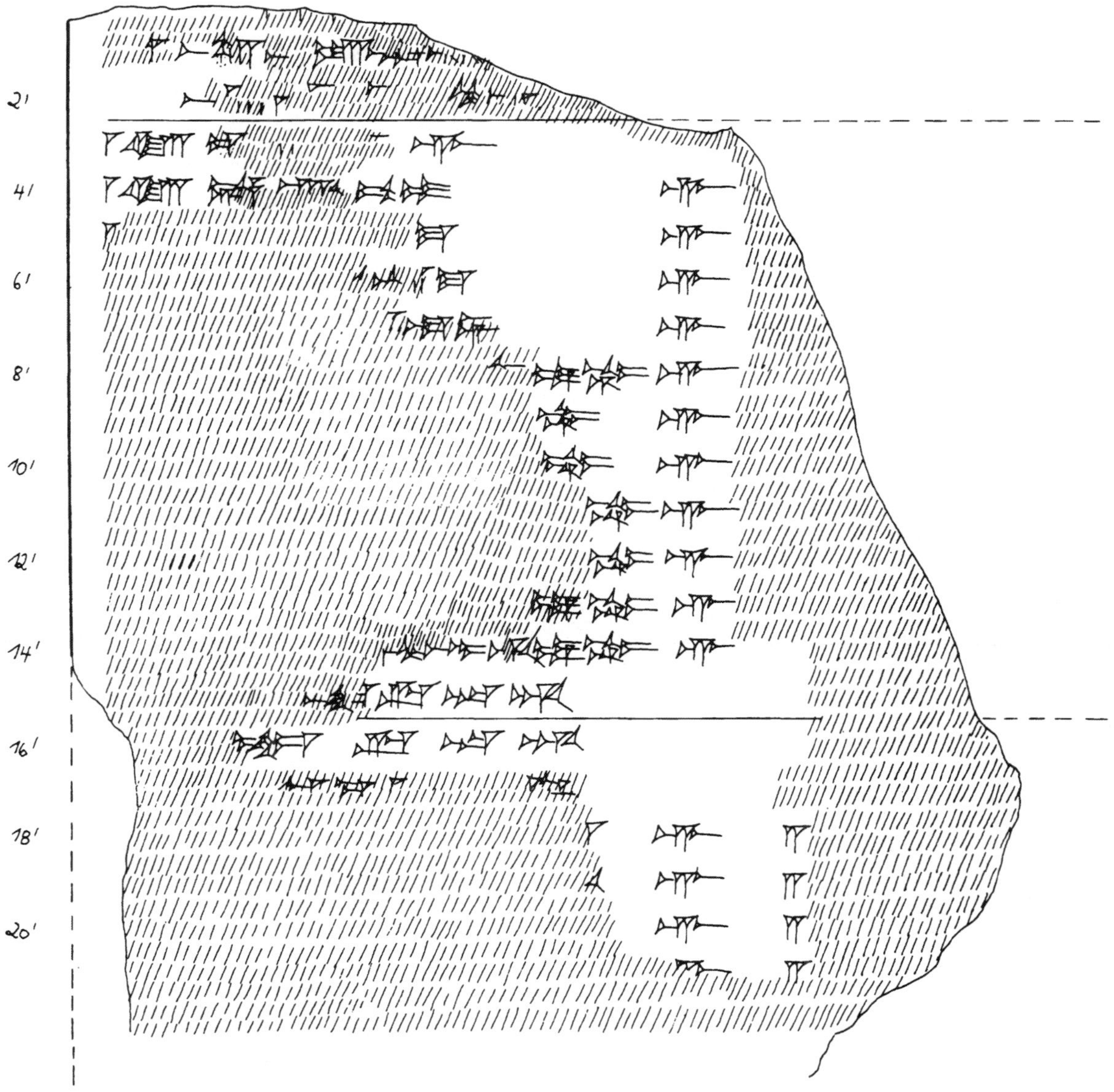

173 VAT 10124

Vs.

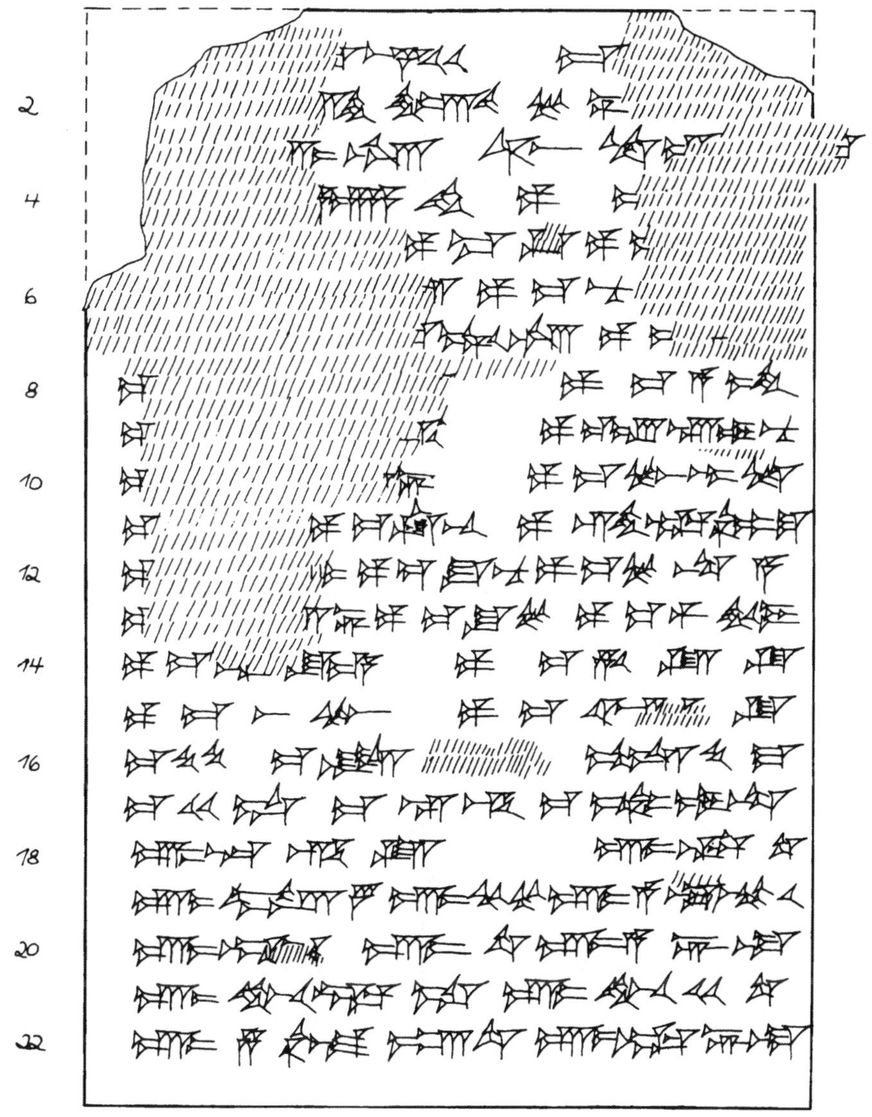

Rs.

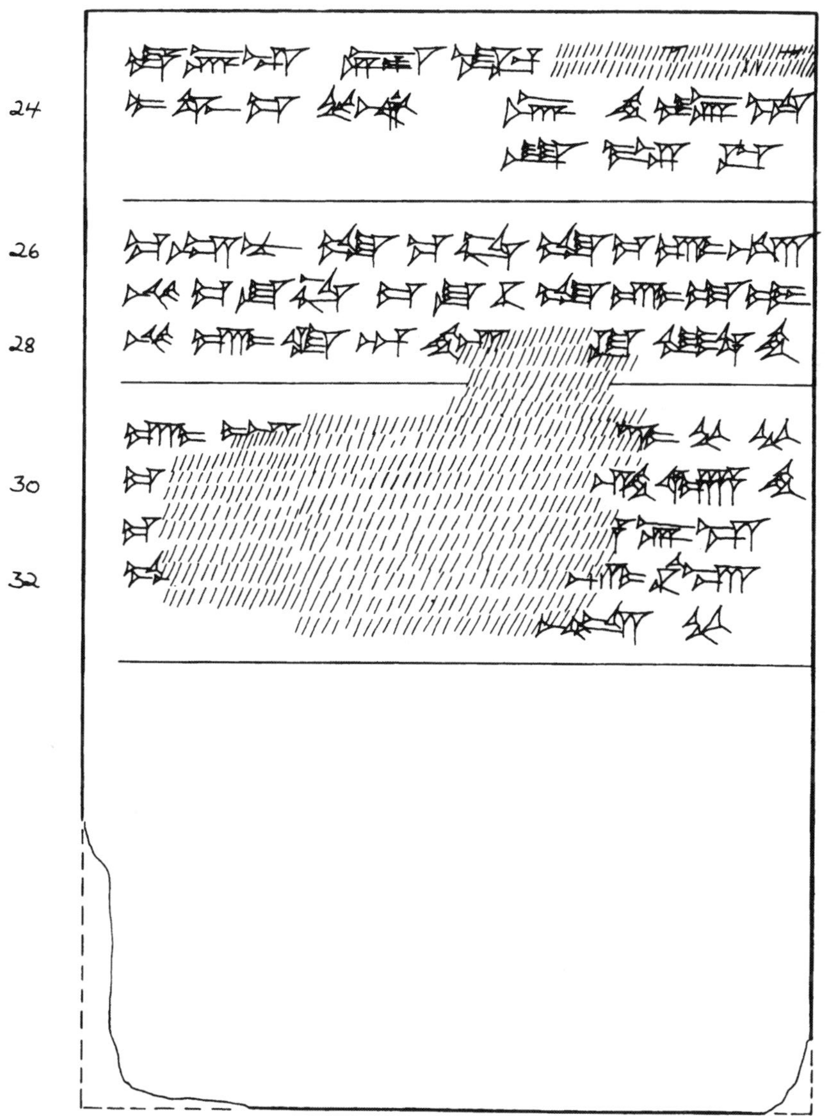

174 VAT 13761

Vs.

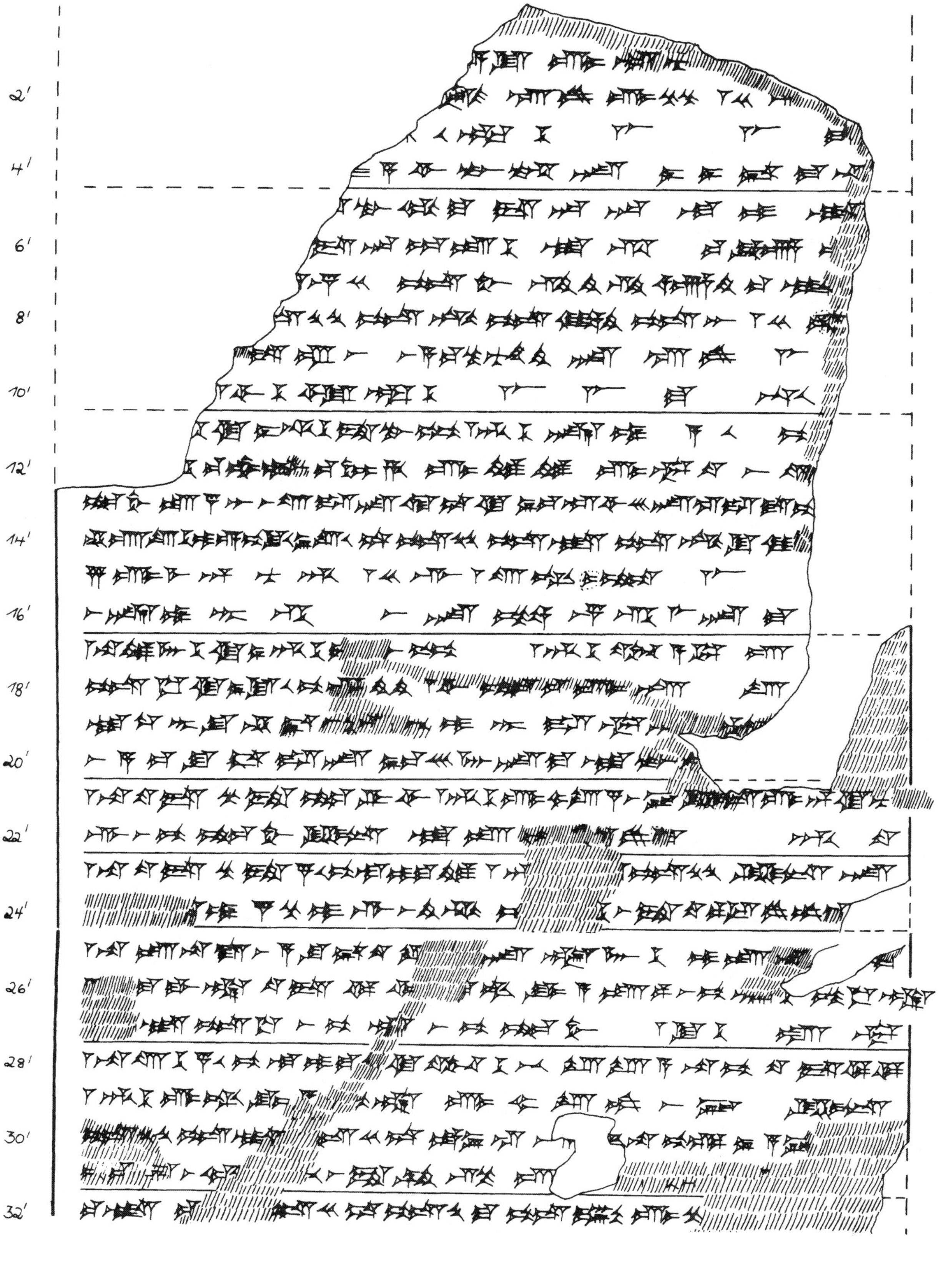

174 VAT 13761

Vs.

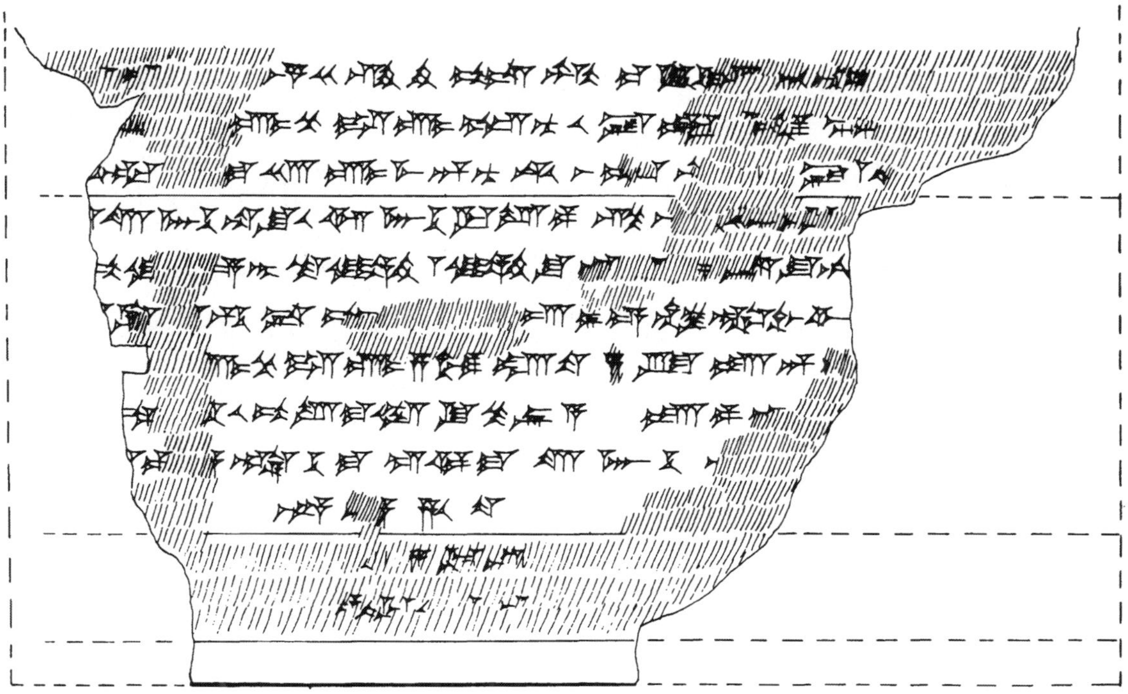

Rs.

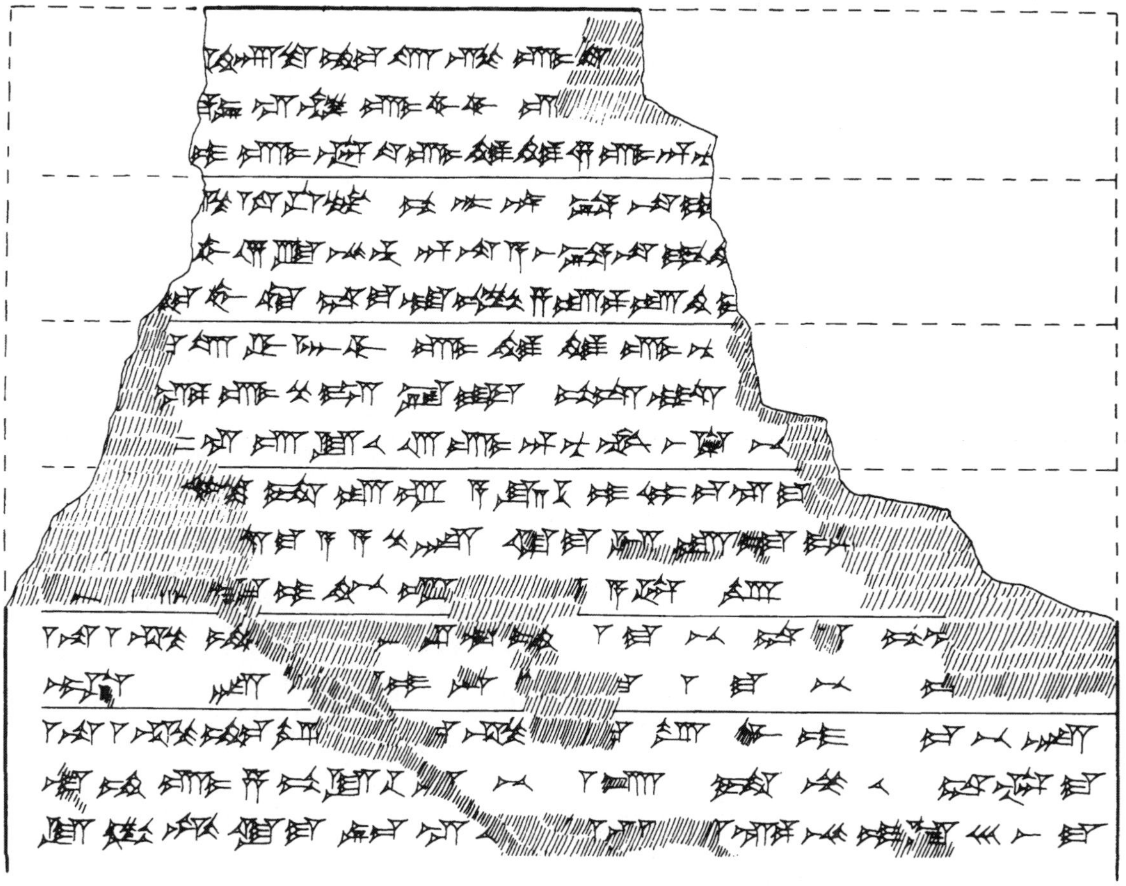

174 VAT 13761

Rs.

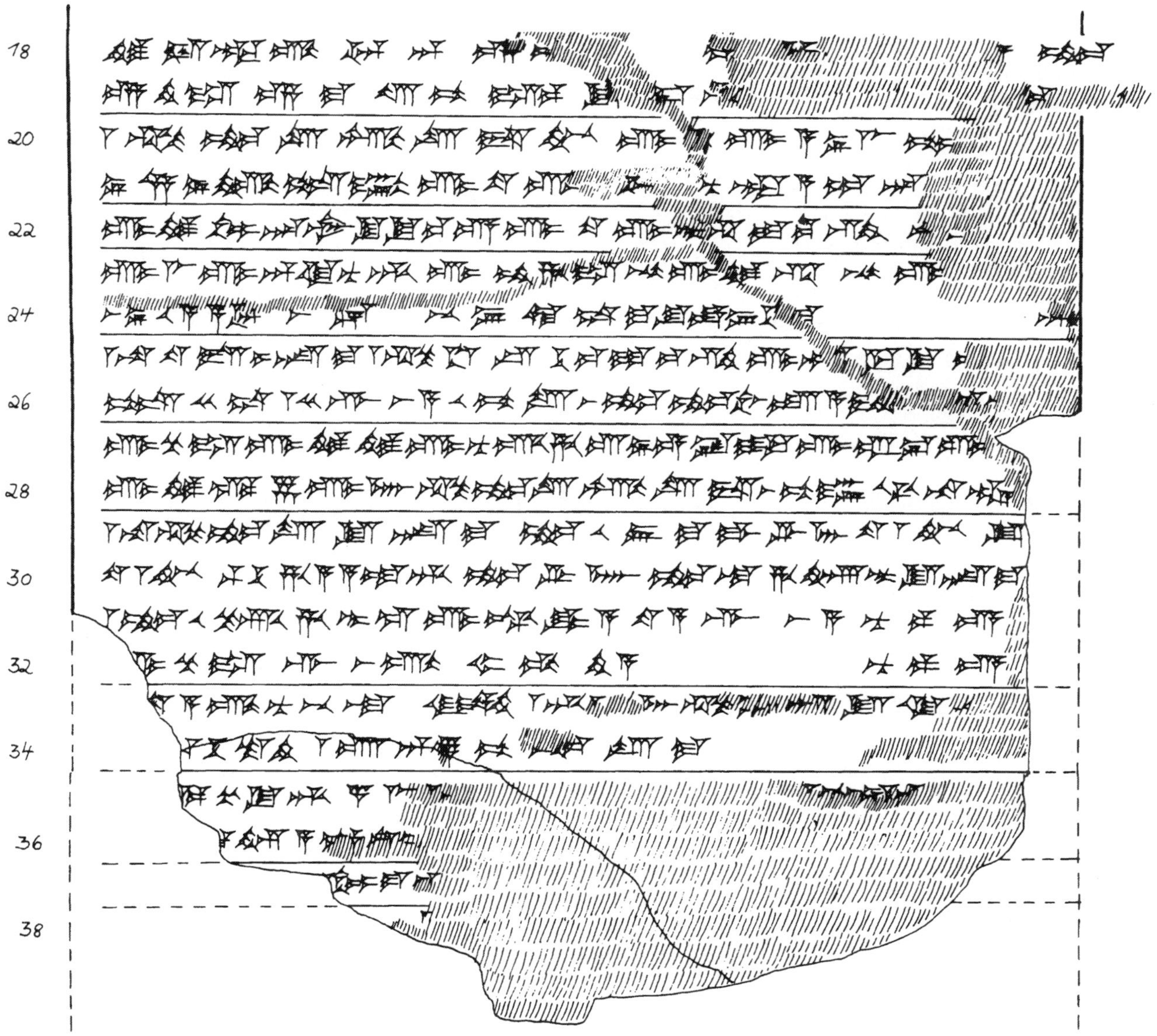

175 VAT 11656

Vs.

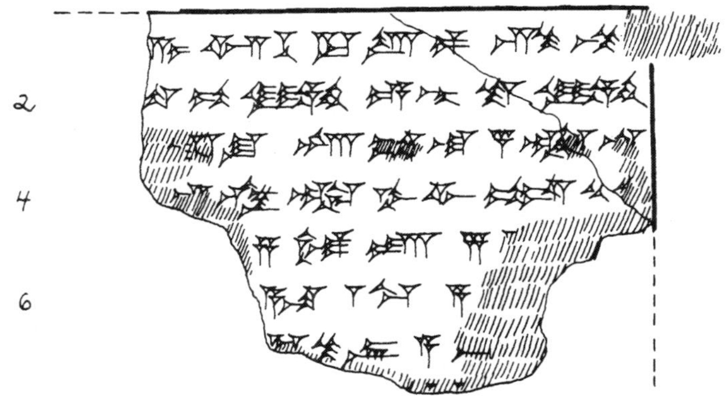

Rs. nur vereinzelte Zeichen lesbar

176 VAT 13748* *

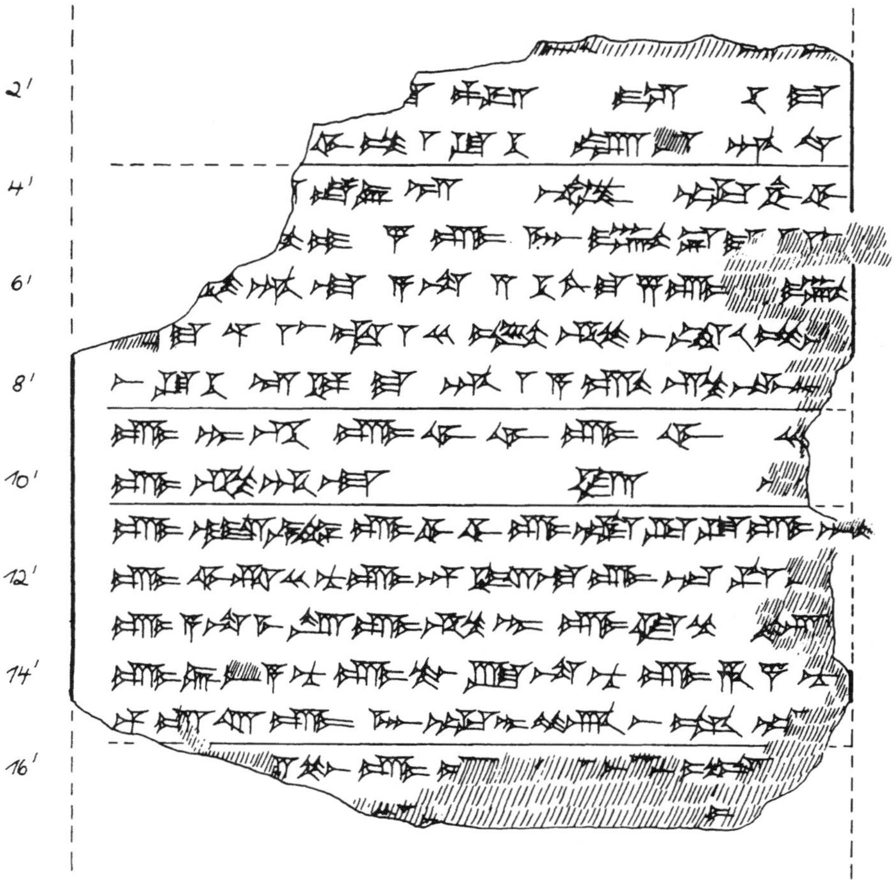

177 A 209

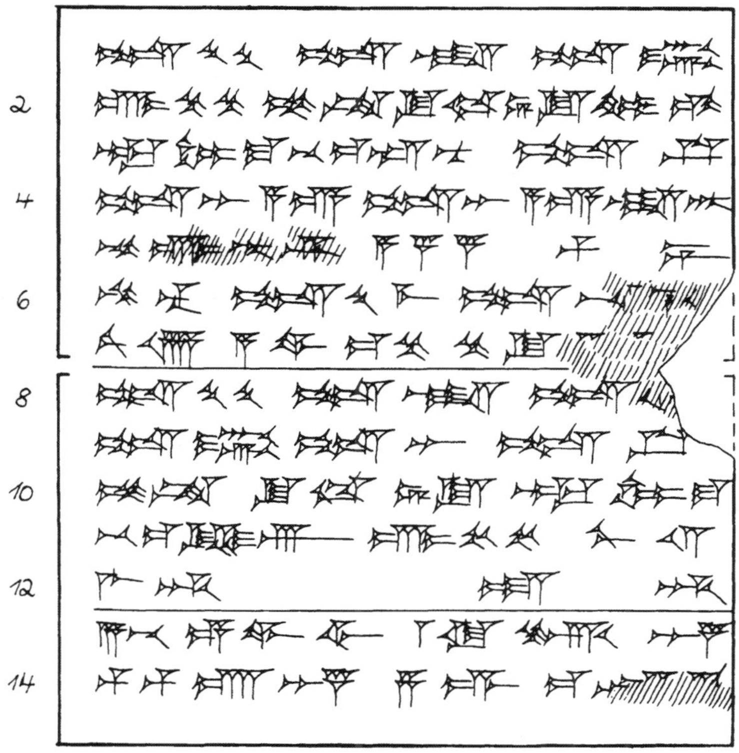

178 VAT 13844*

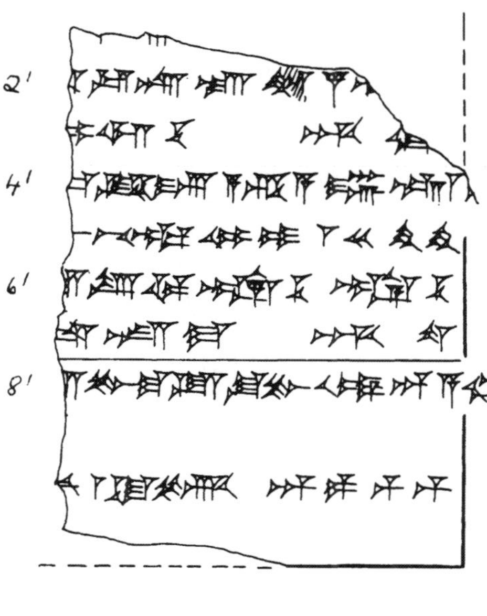

179 VAT 13934*

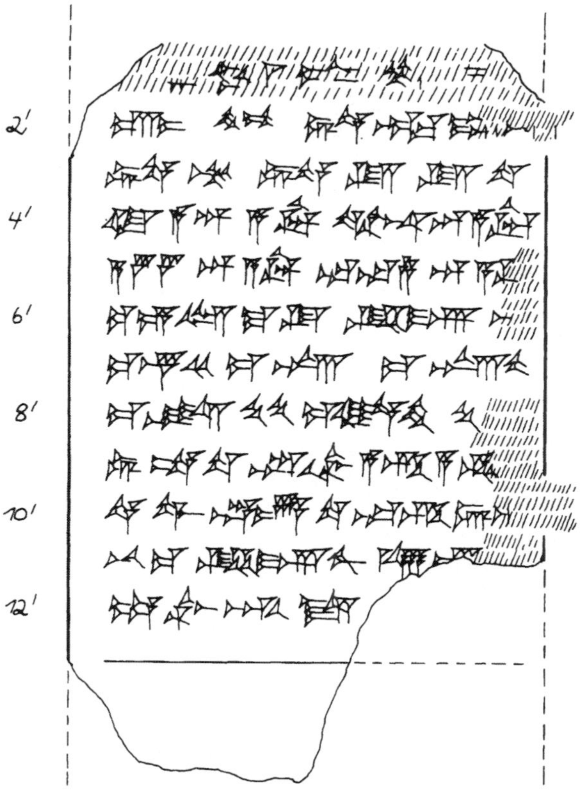

180 VAT 13821*

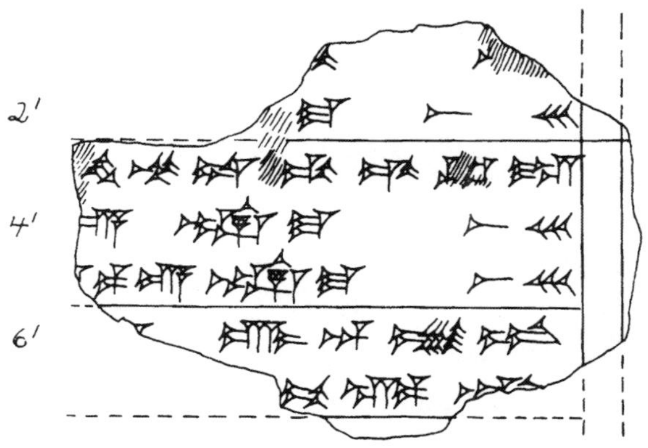

181 A 263*

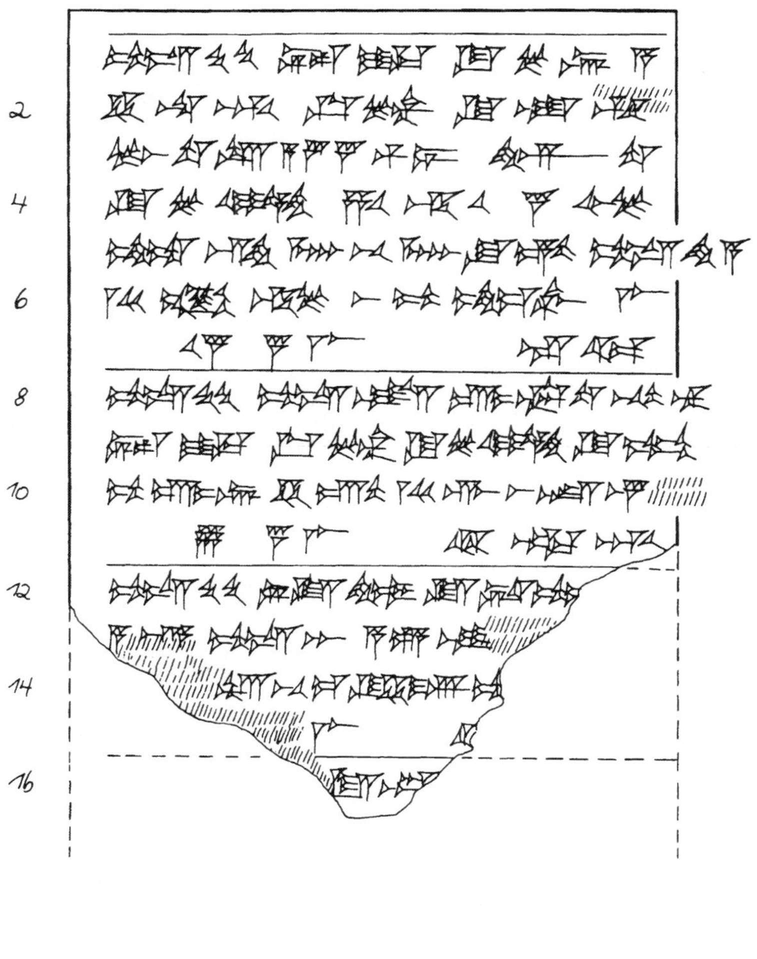

linker Rand:

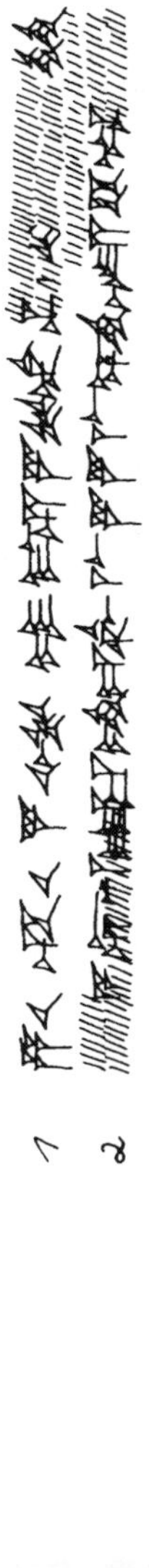

182 O. 194

Vs.

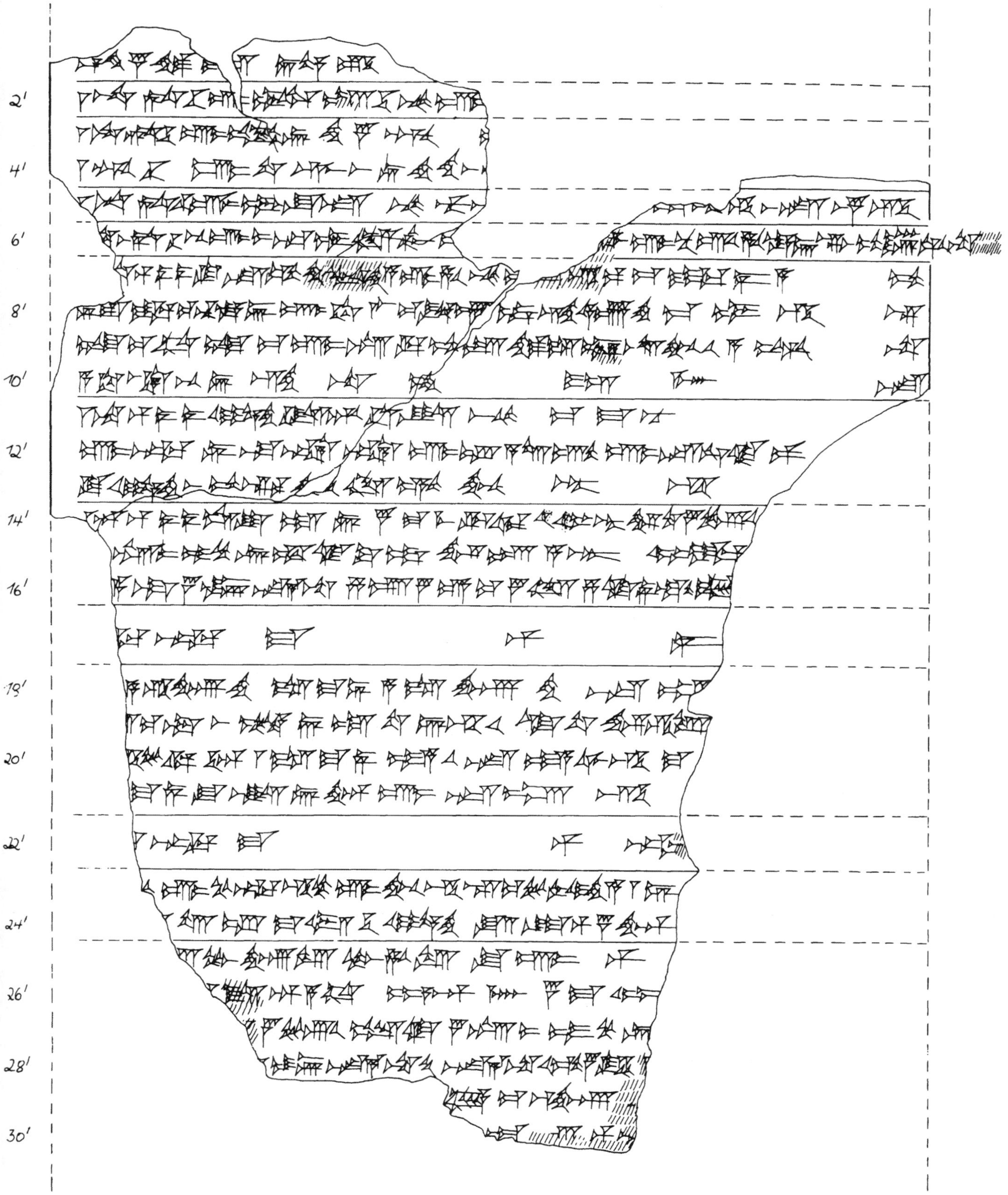

Rs.

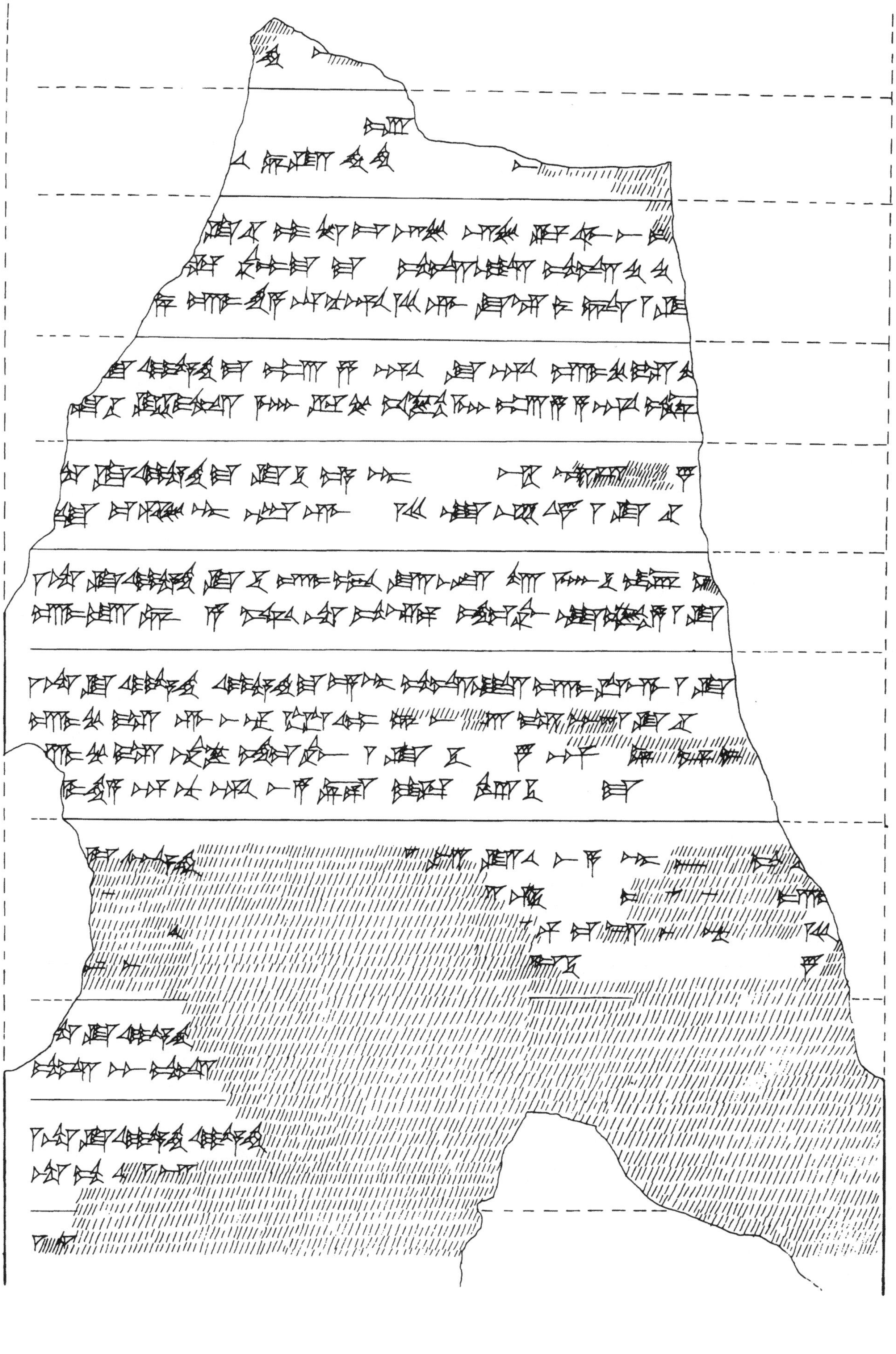

183 VAT 8943

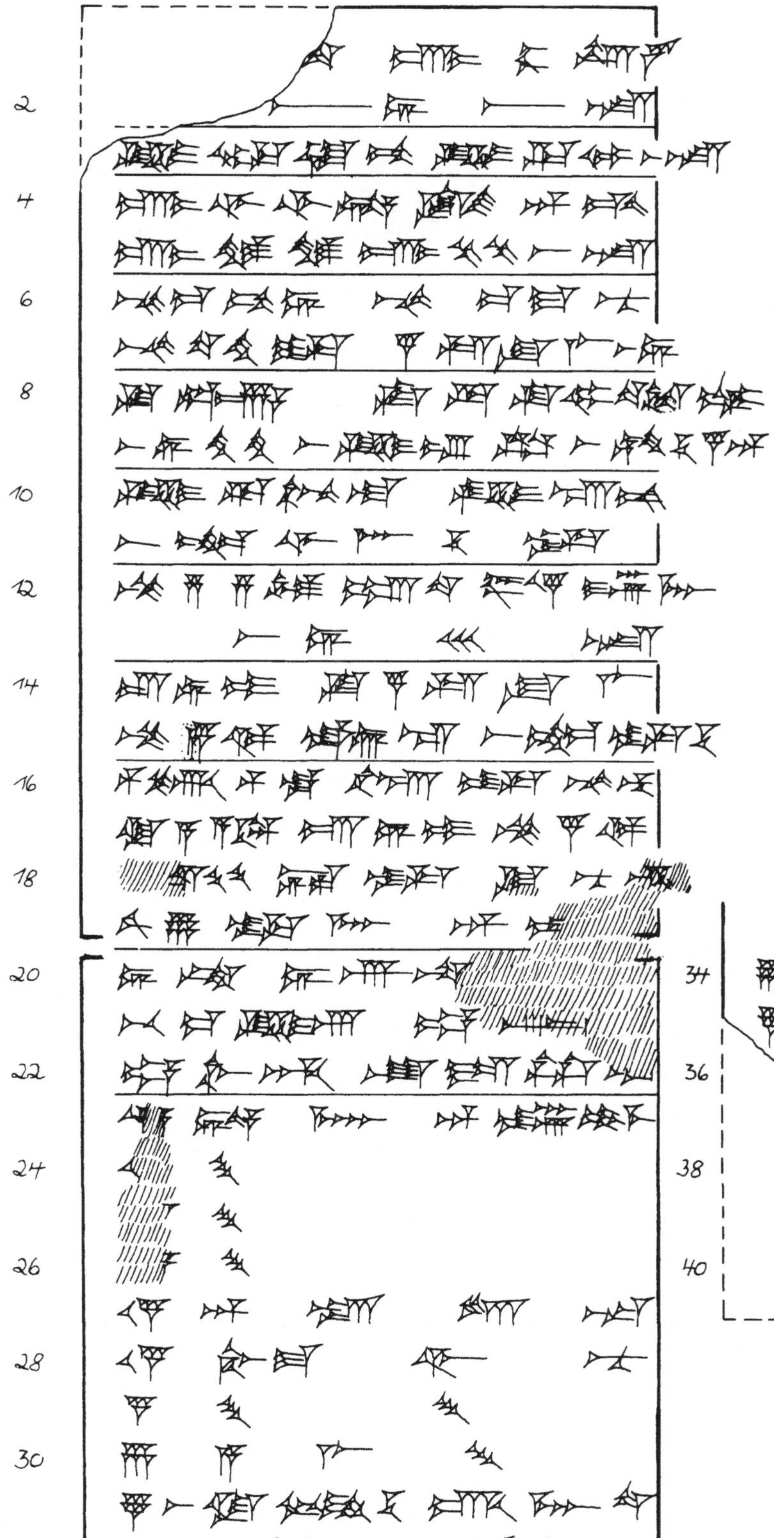

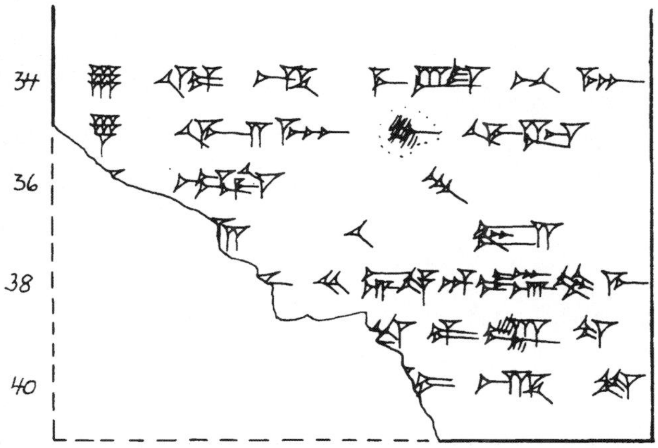

184 VAT 13899

Kol. I

Kol. II

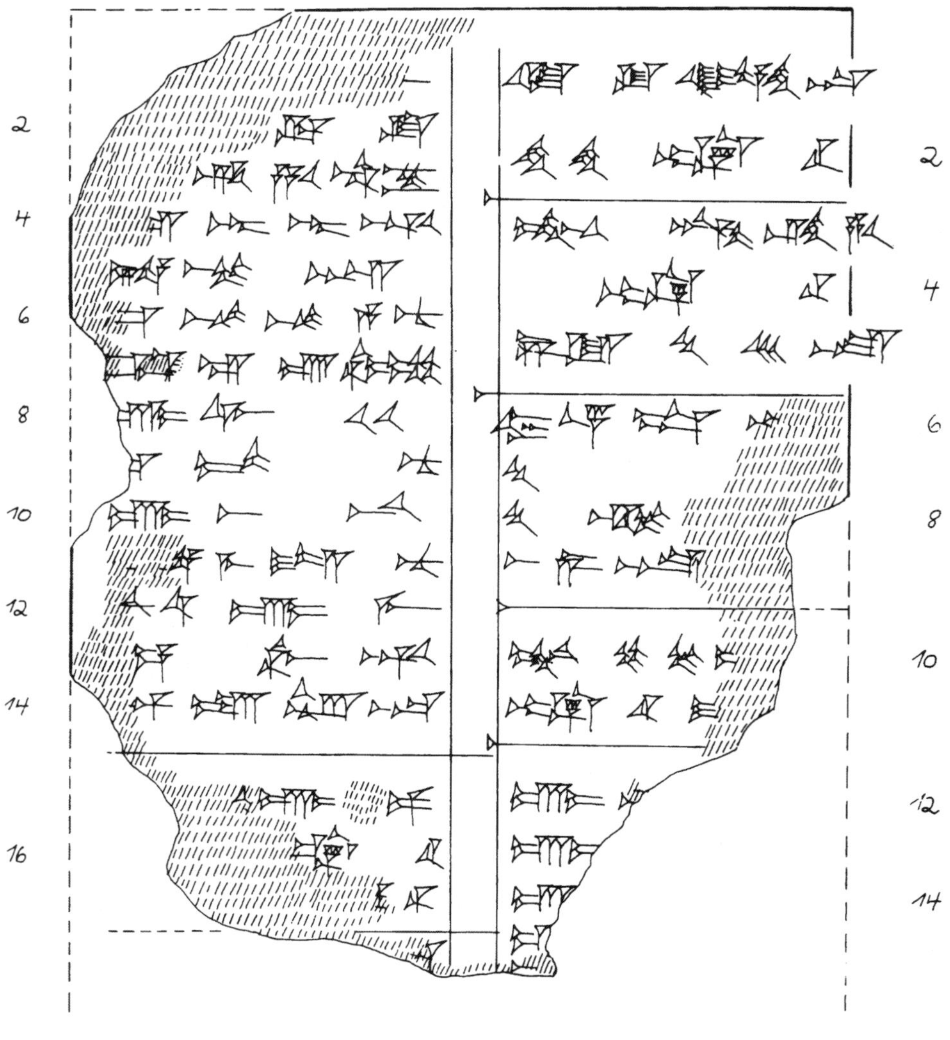

Kol. IV

(Oberfläche abgebröckelt)

Kol. III

(nach Lücke von etwa 18 Zeilen)

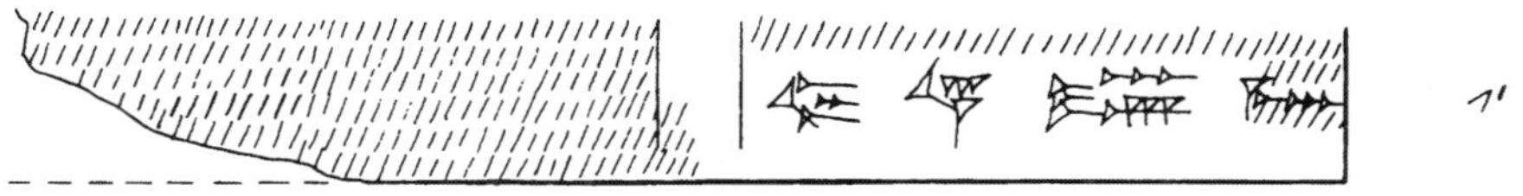

185 VAT 10161 + 10935
+ o. A. VAT 11457*

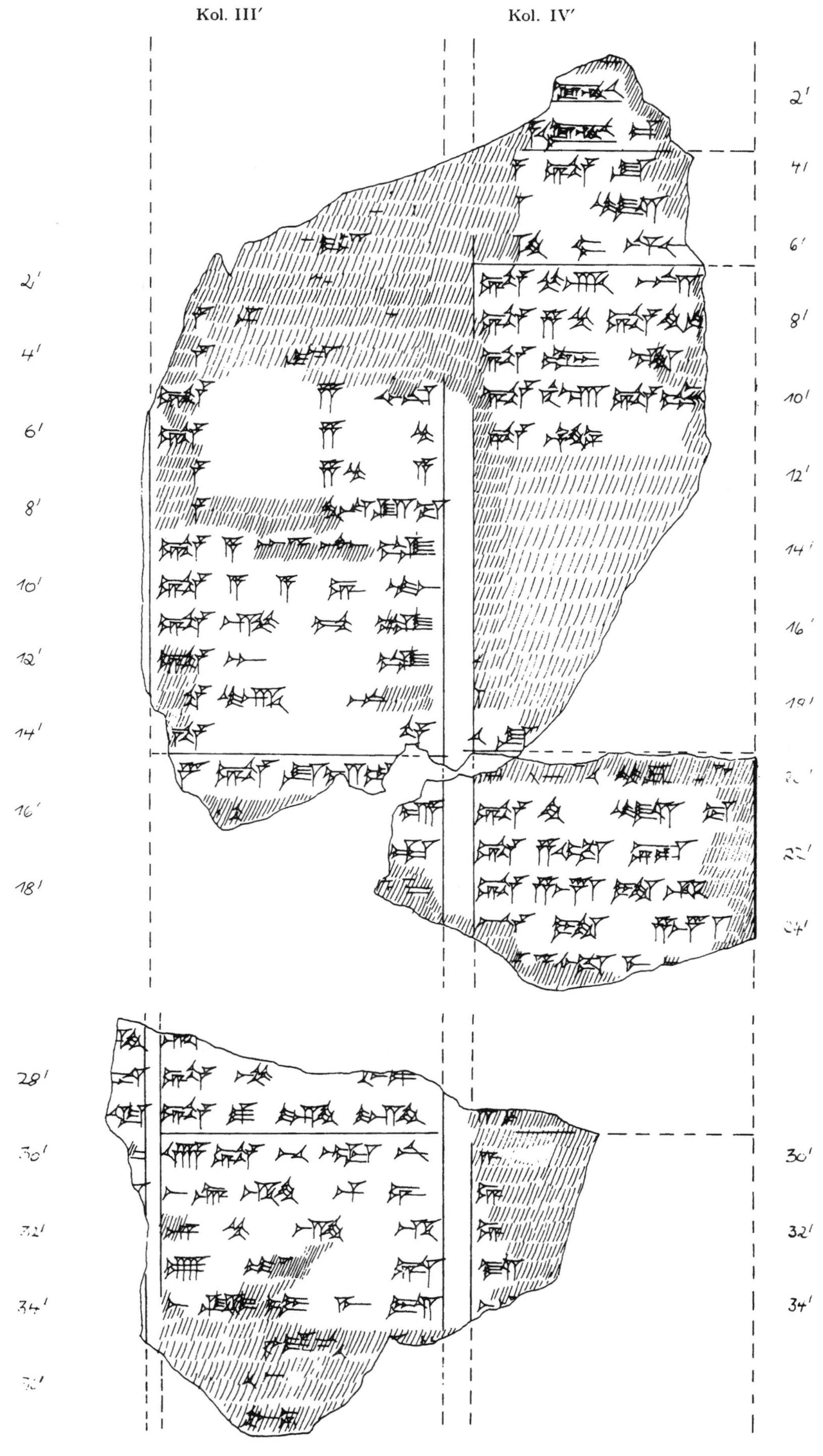

185 VAT 10161 + 10935 + o. A. VAT 11457*

Kol. IV′ Kol. V′

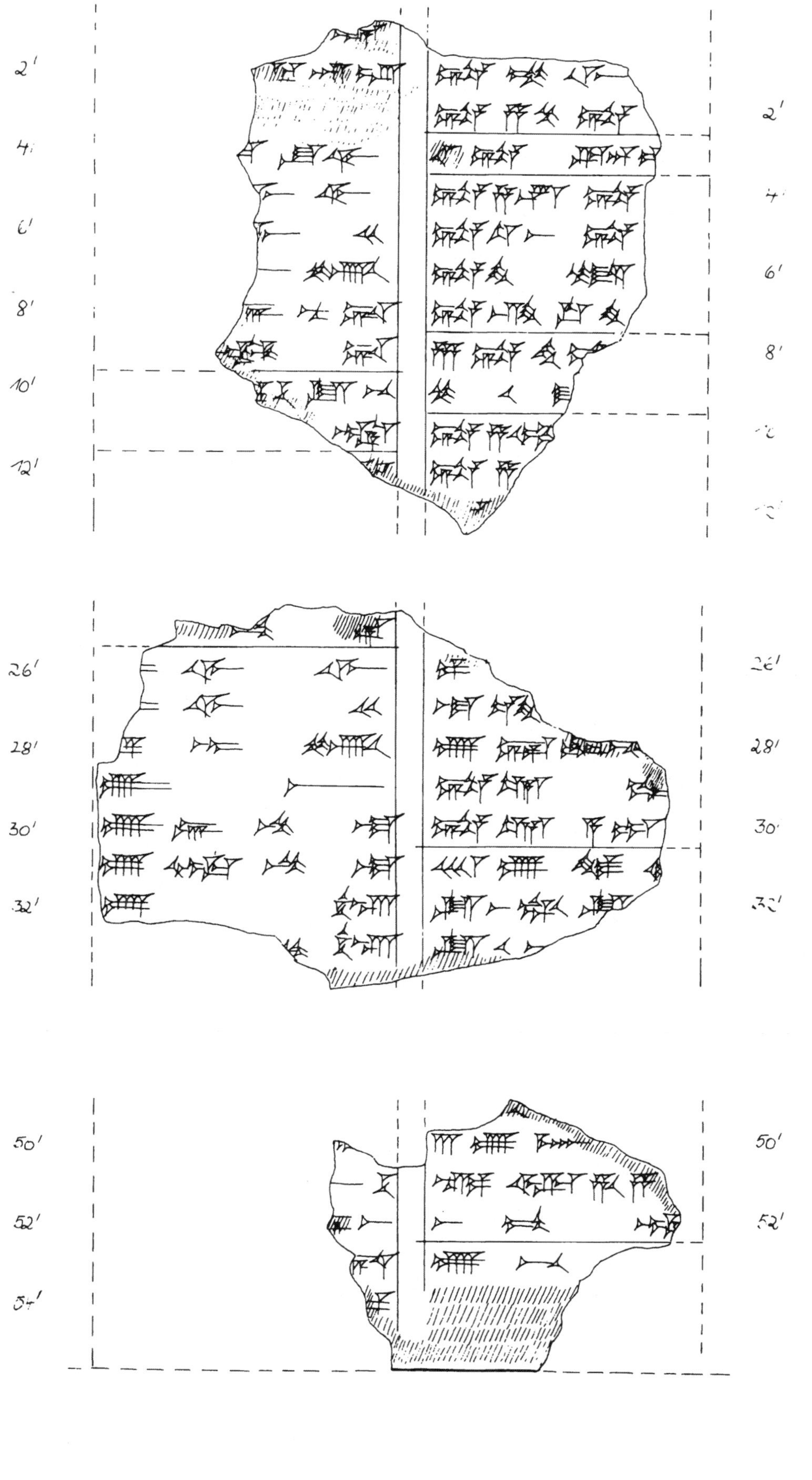

186 VAT 8277

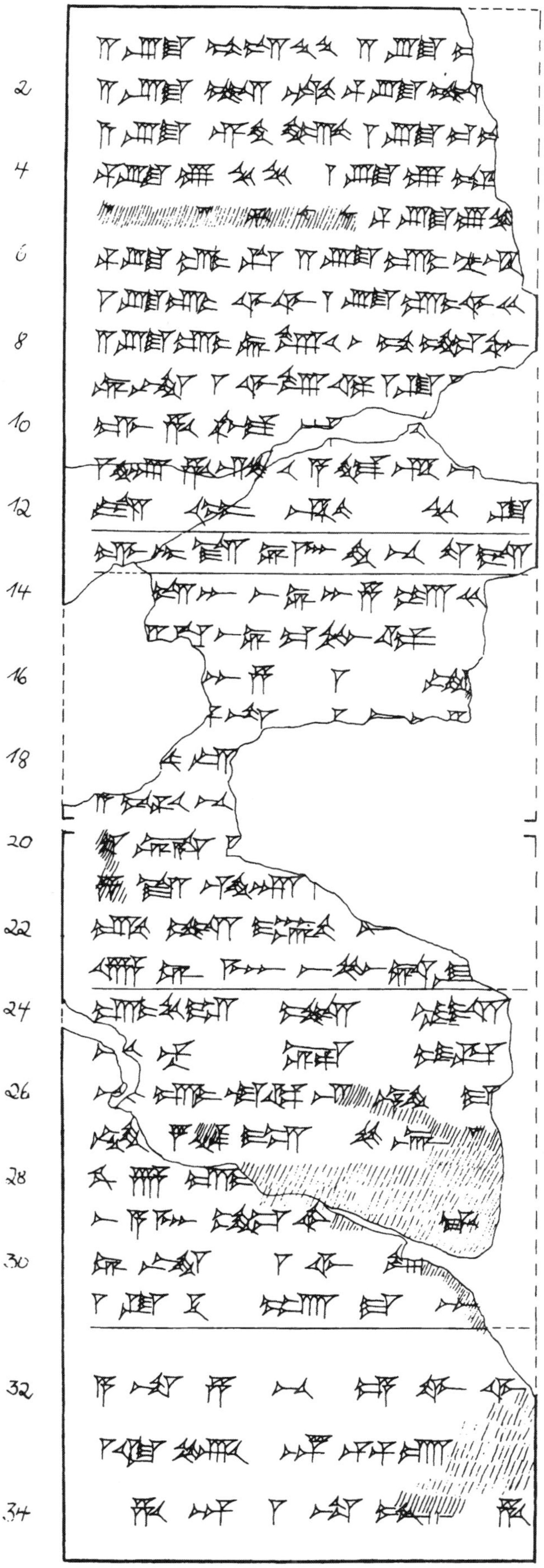

187 VAT 14016

Vs.

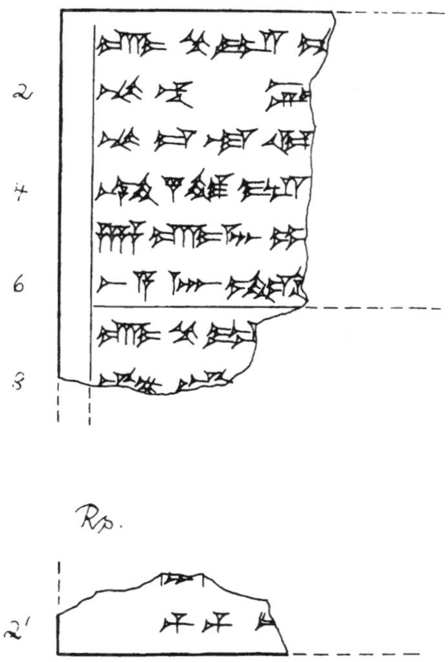

188 A 266*

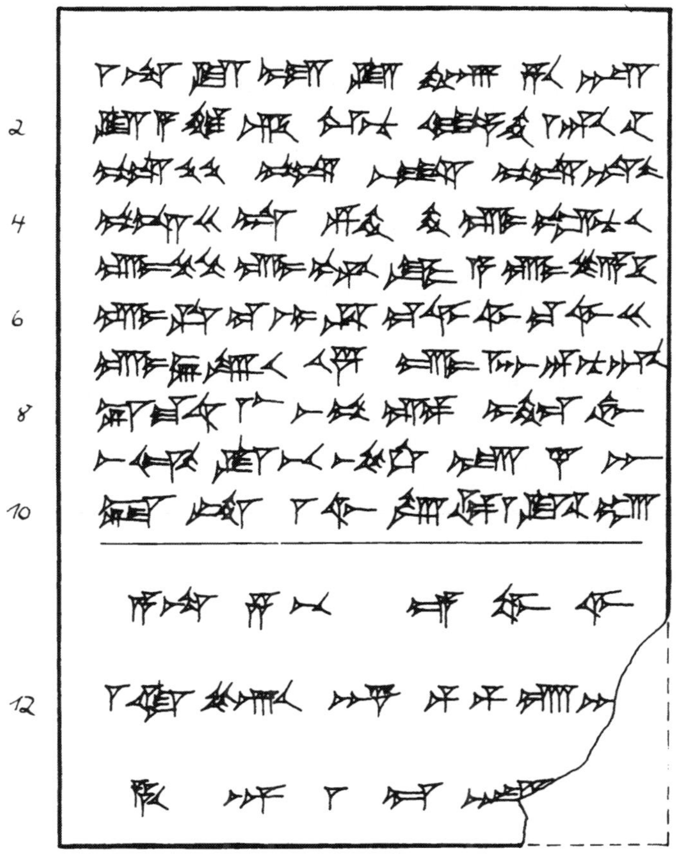

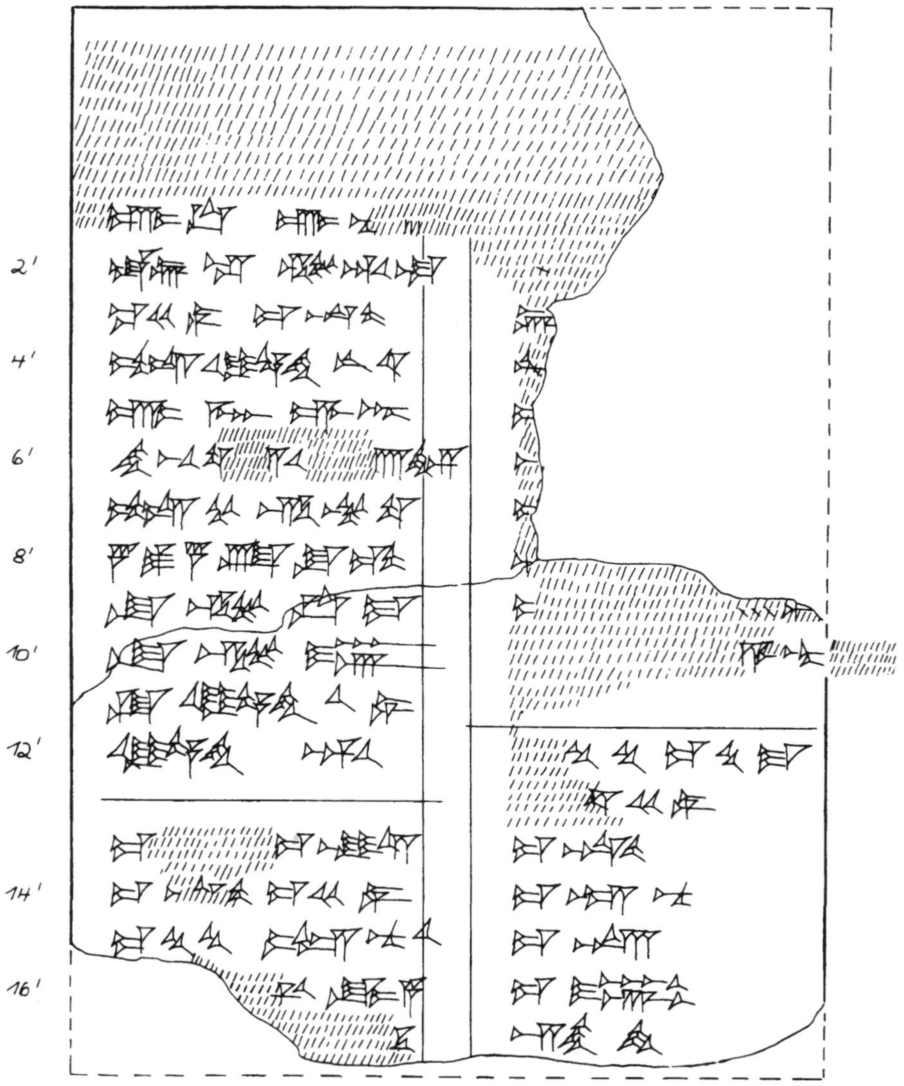
Kol. I
Kol. II

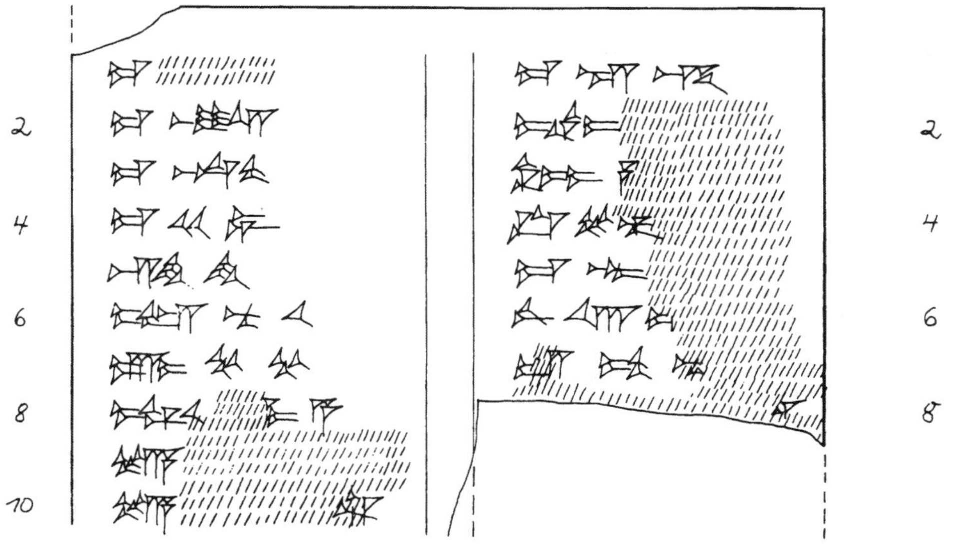
Kol. IV
Kol. III

189 A 200 + 252

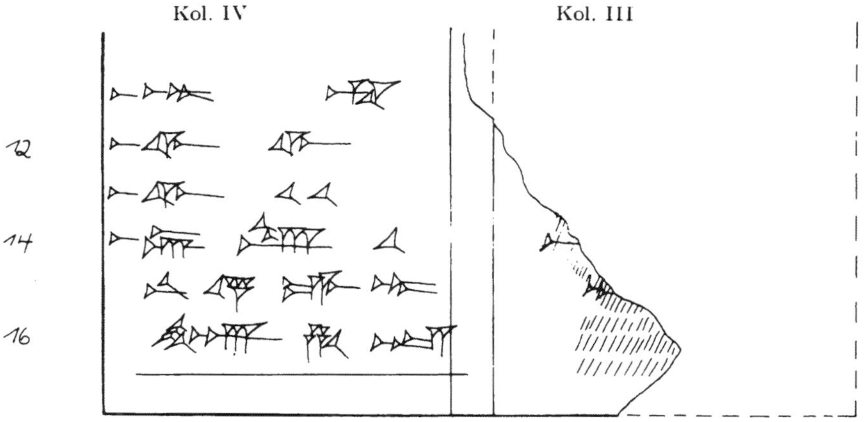

190 VAT 13776

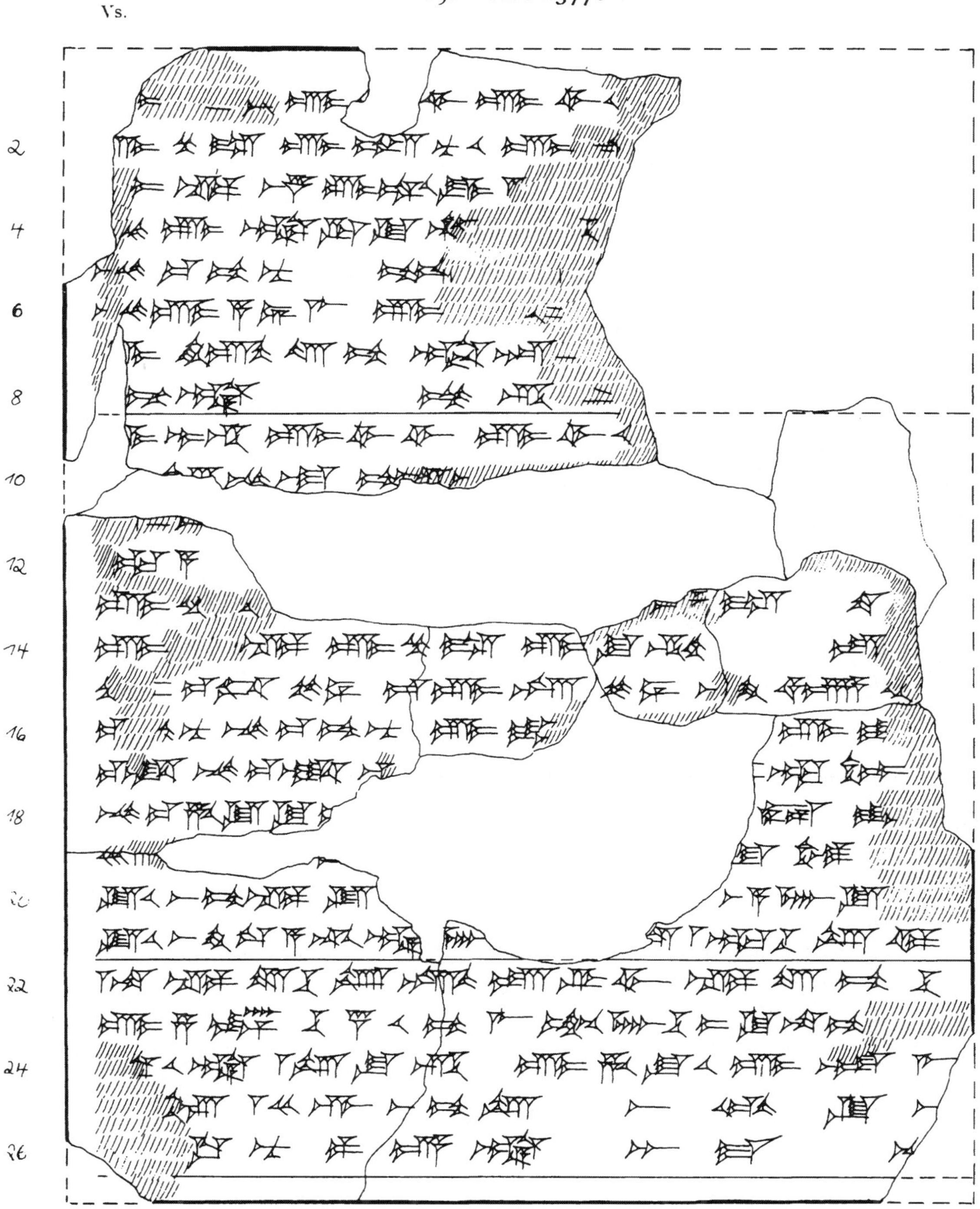

190 VAT 13776

Rs.

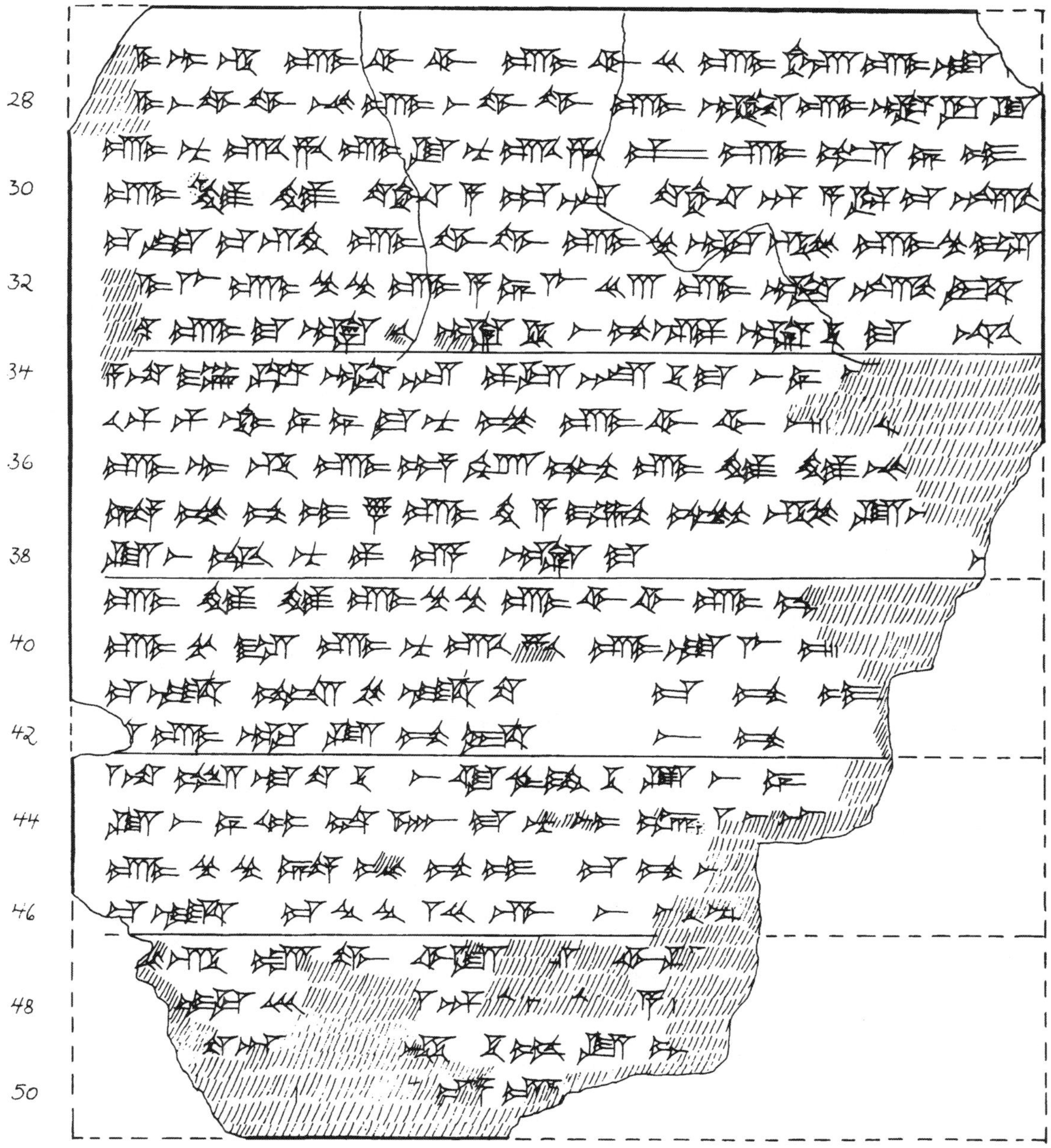

191 A 226

Vs.

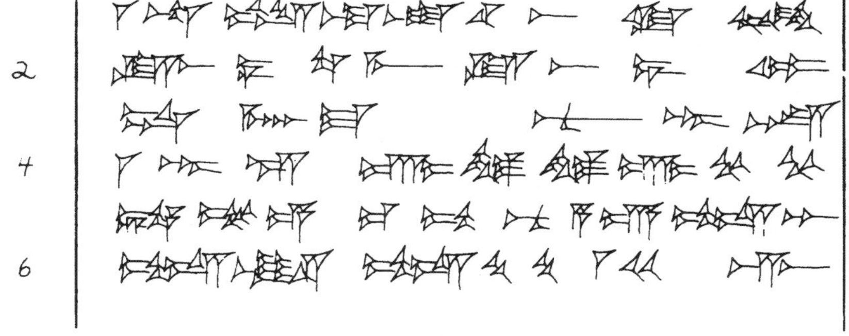

191 A 226

Vs.

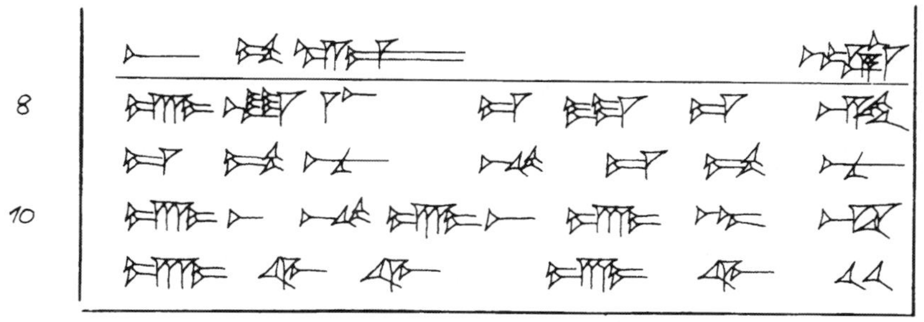

Rs.

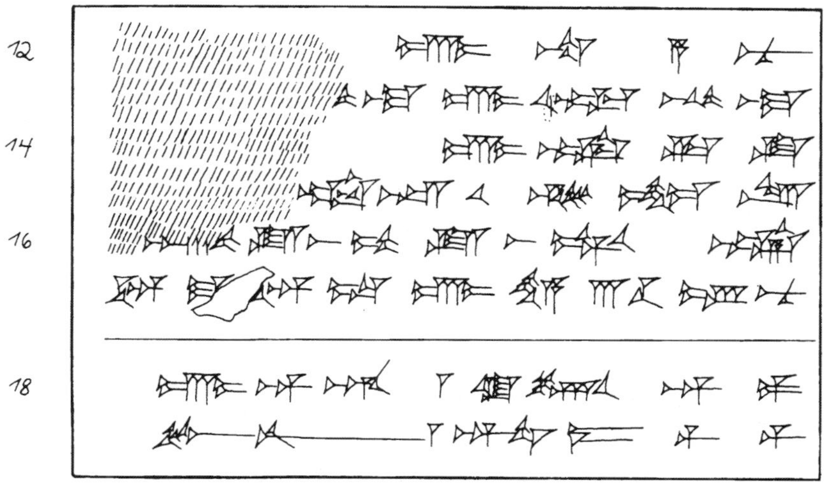

192 A 282

Vs.

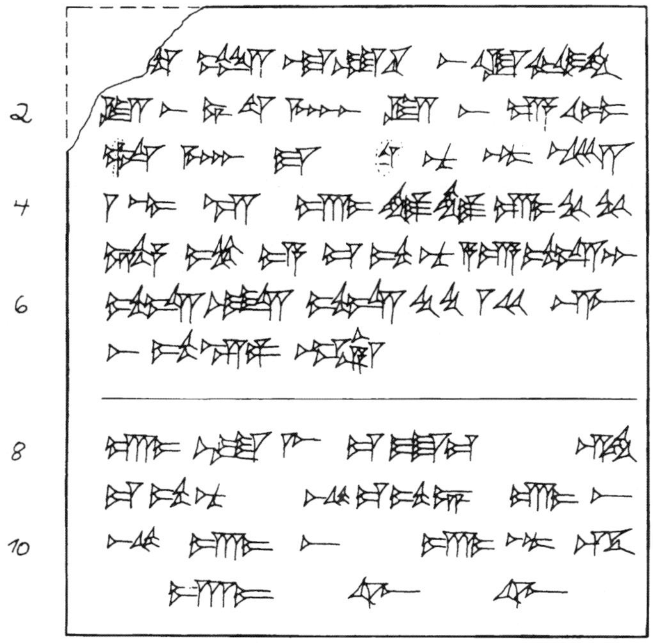

Rs.

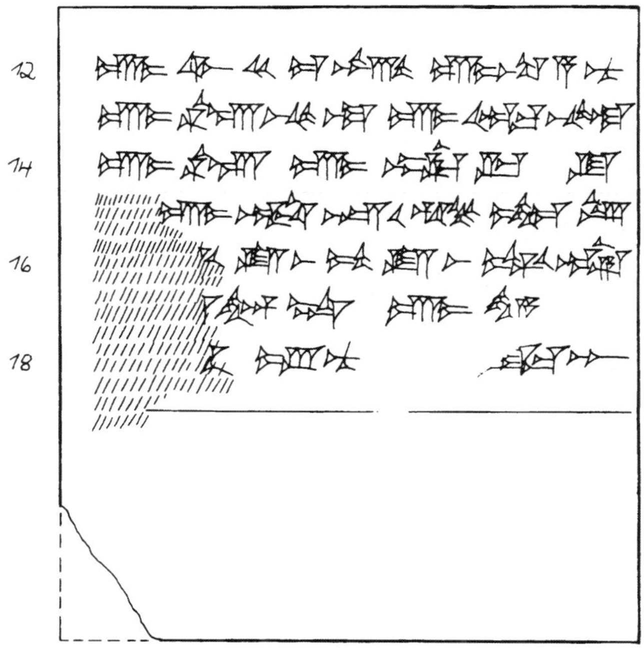

193 VAT 10073 + 11014

Kol. I

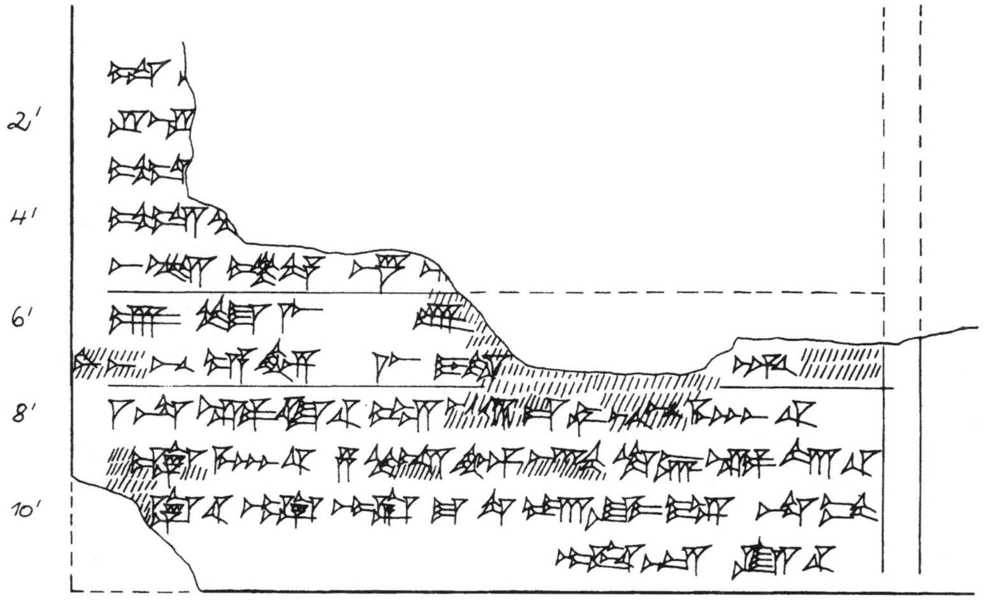

Kol. II

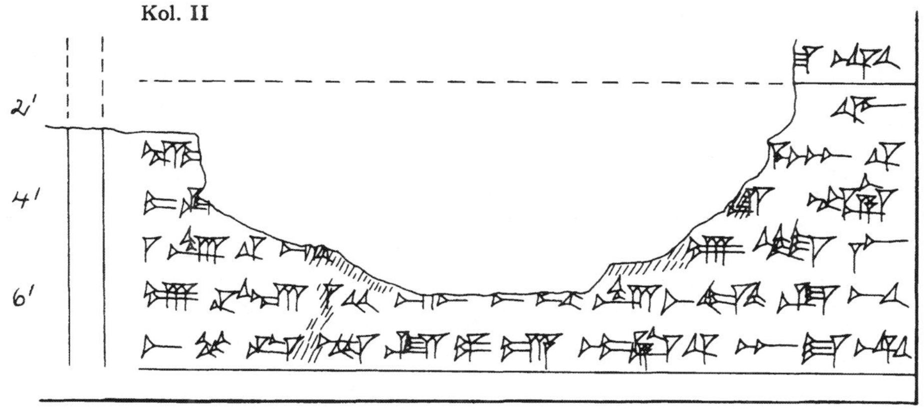

Kol. III

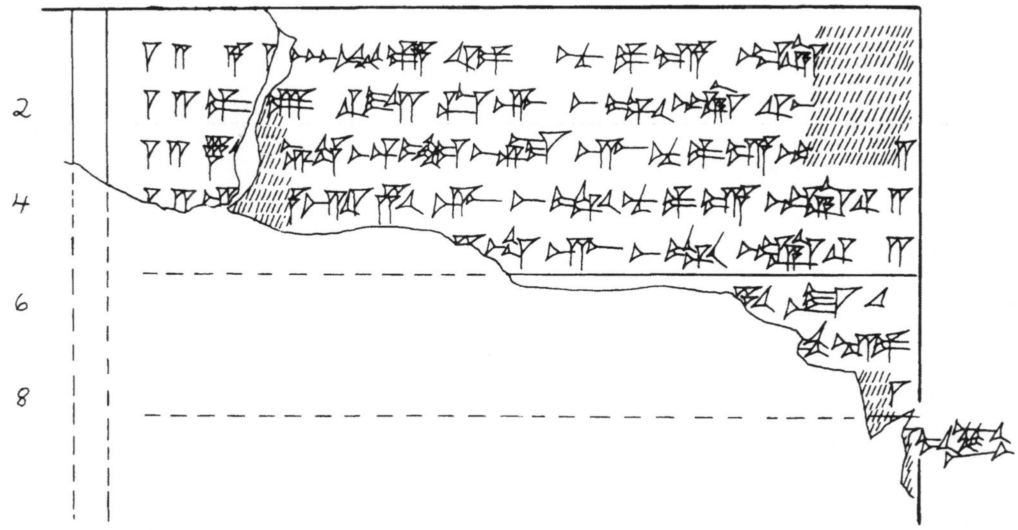

Kol. IV ist unbeschrieben, soweit erhalten

Vs.

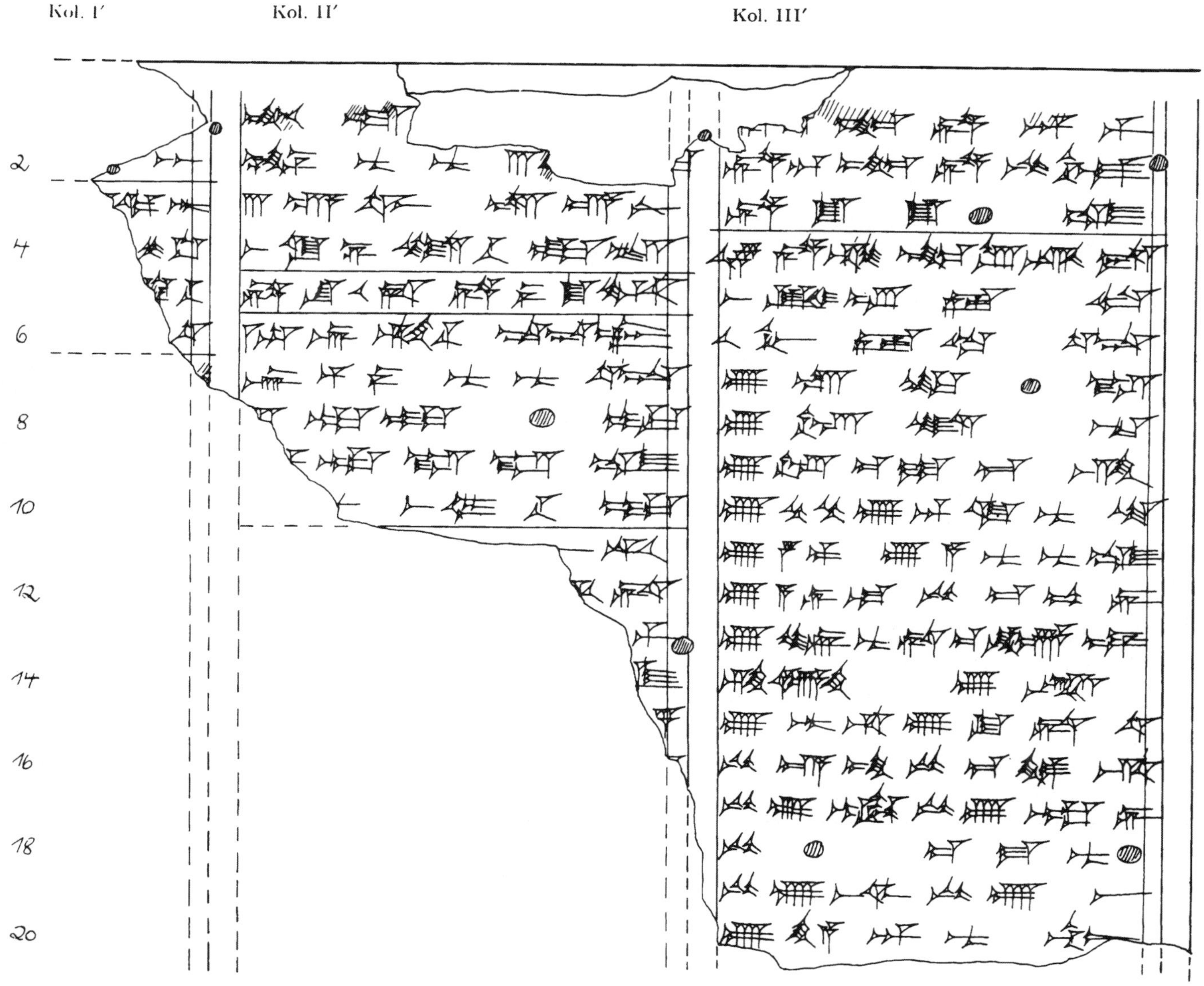

Vs.

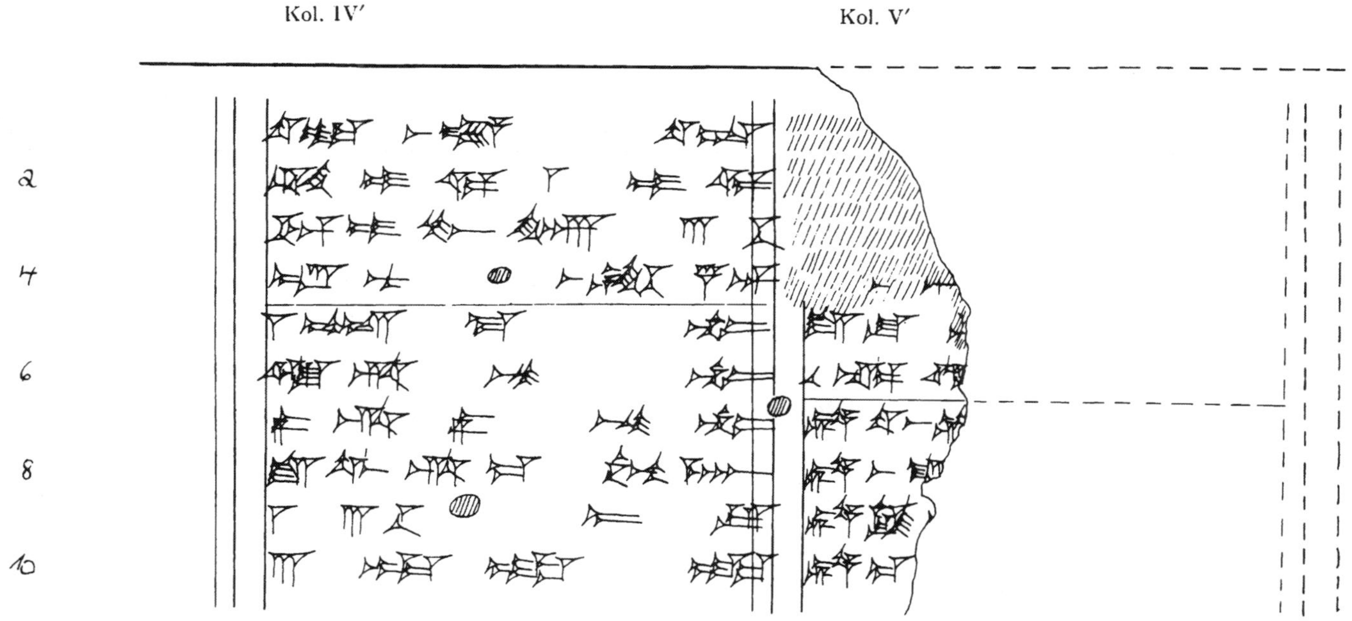

194 VAT 9587

Vs.

Kol. IV′ Kol. V′

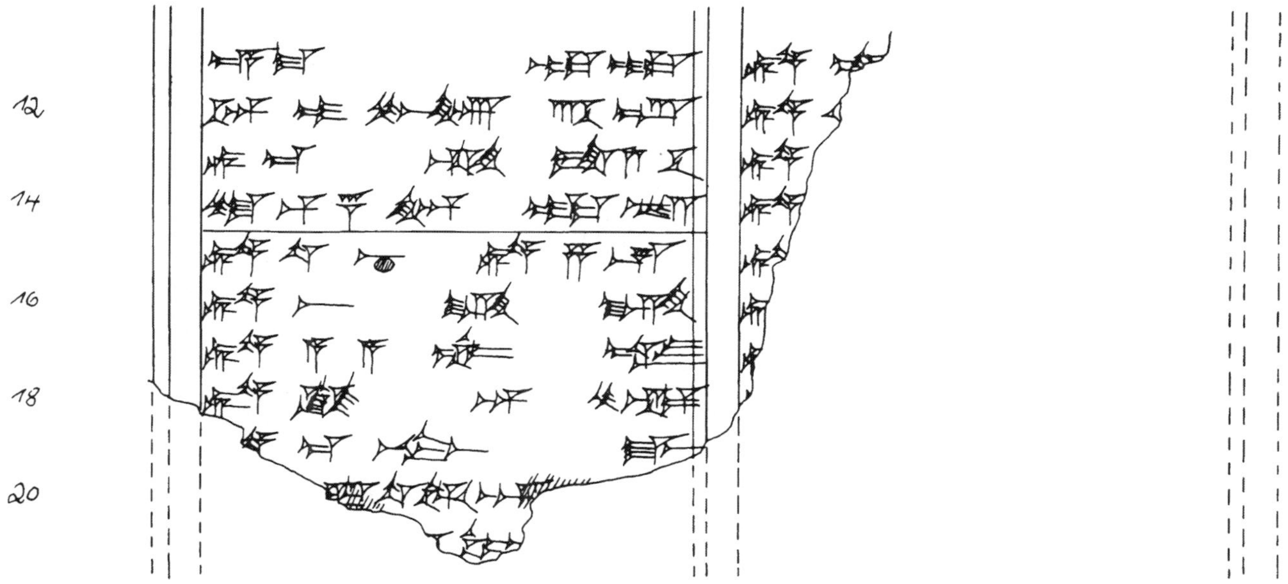

Rs.

Kol. VII′ Kol. VI′

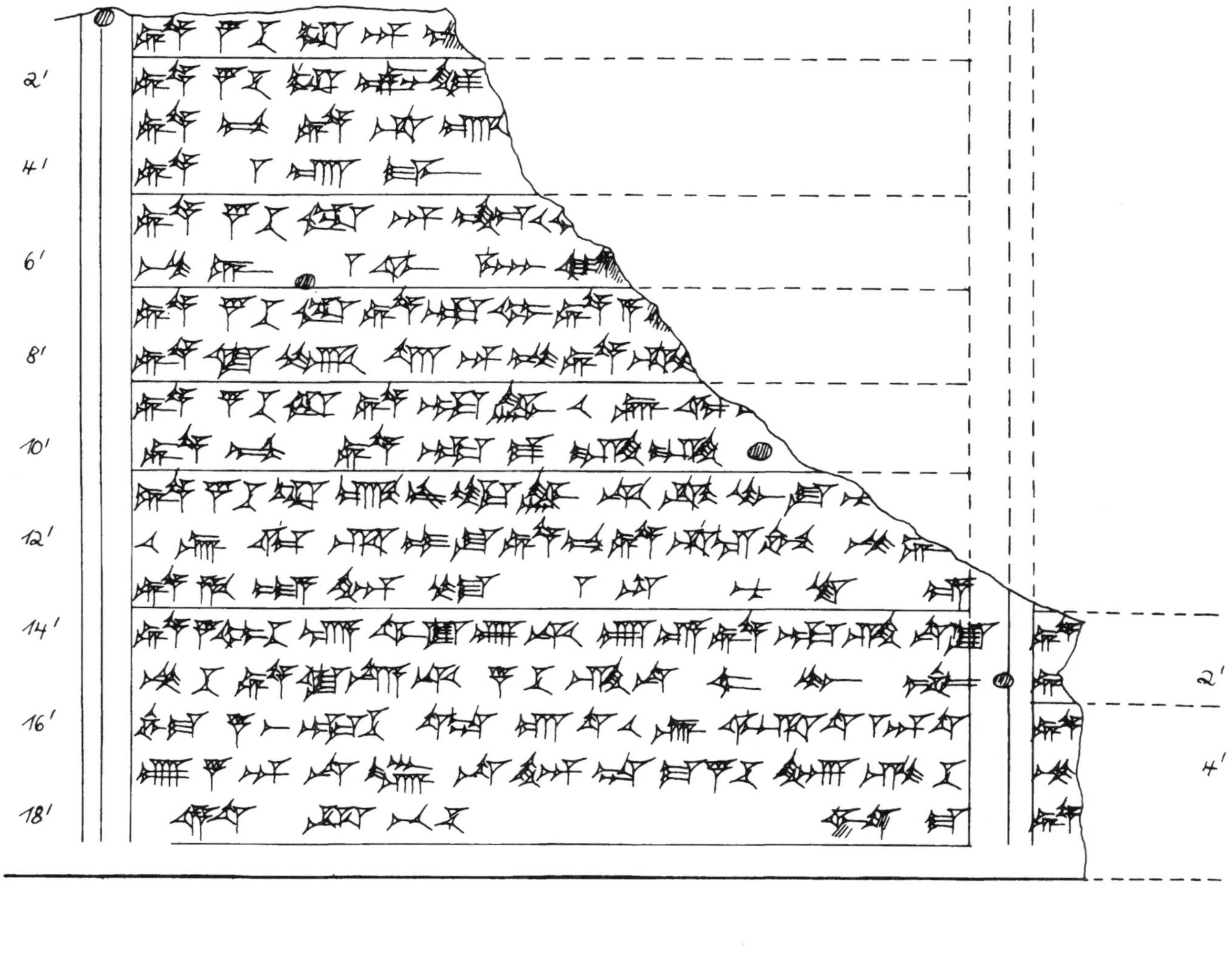

194 VAT 9587

Rs.

Kol. VIII′

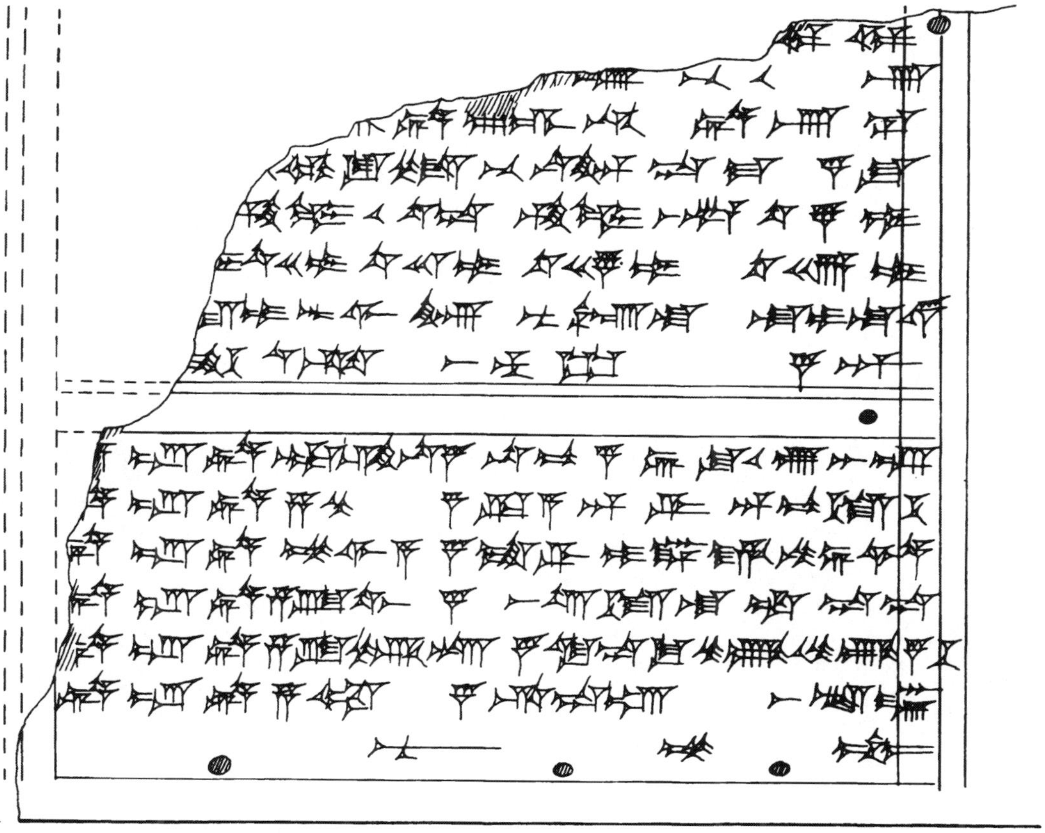

195 VAT 13747

Vs.

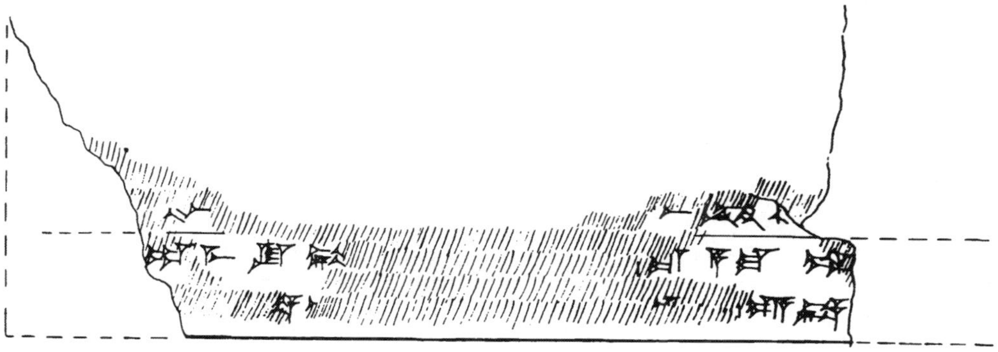

Rs.

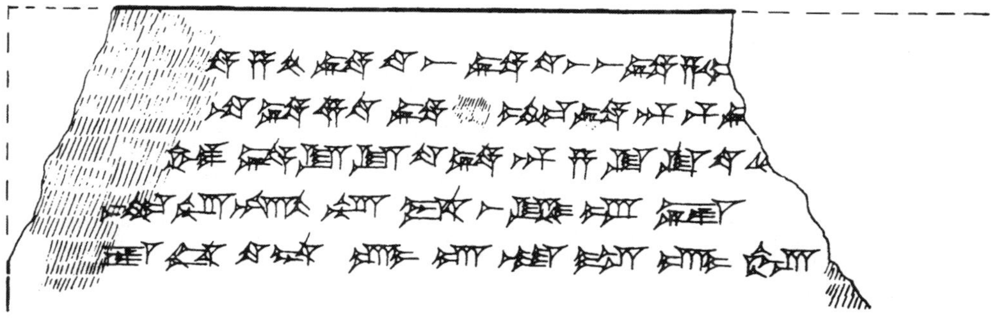

195 VAT 13747

Rs.

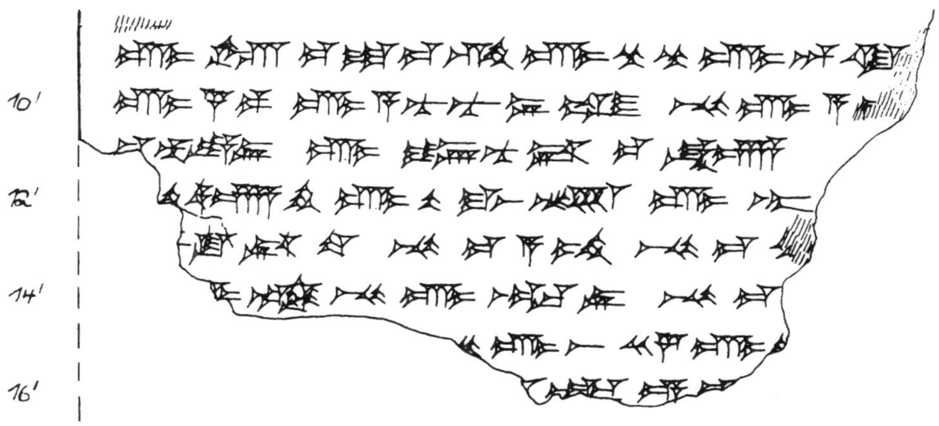

196 A 228

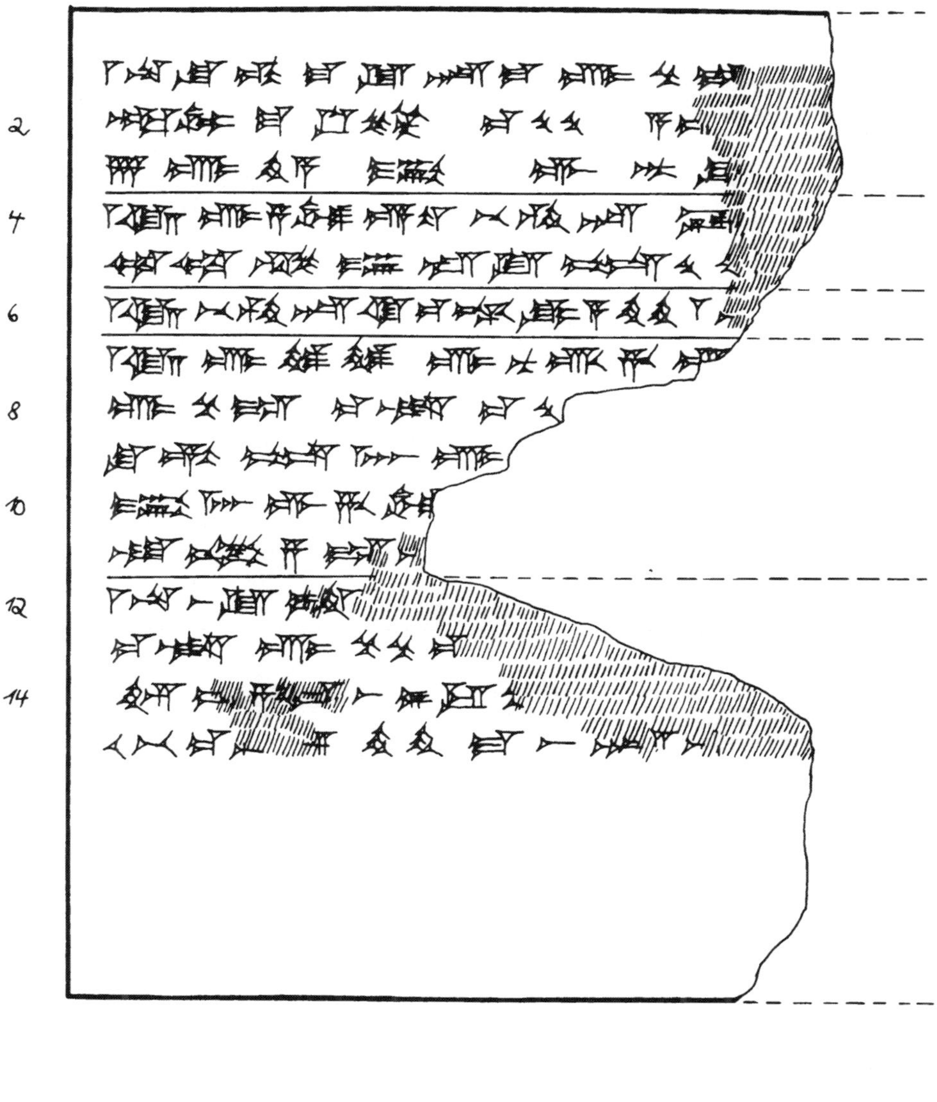

197 A 236

Rs.

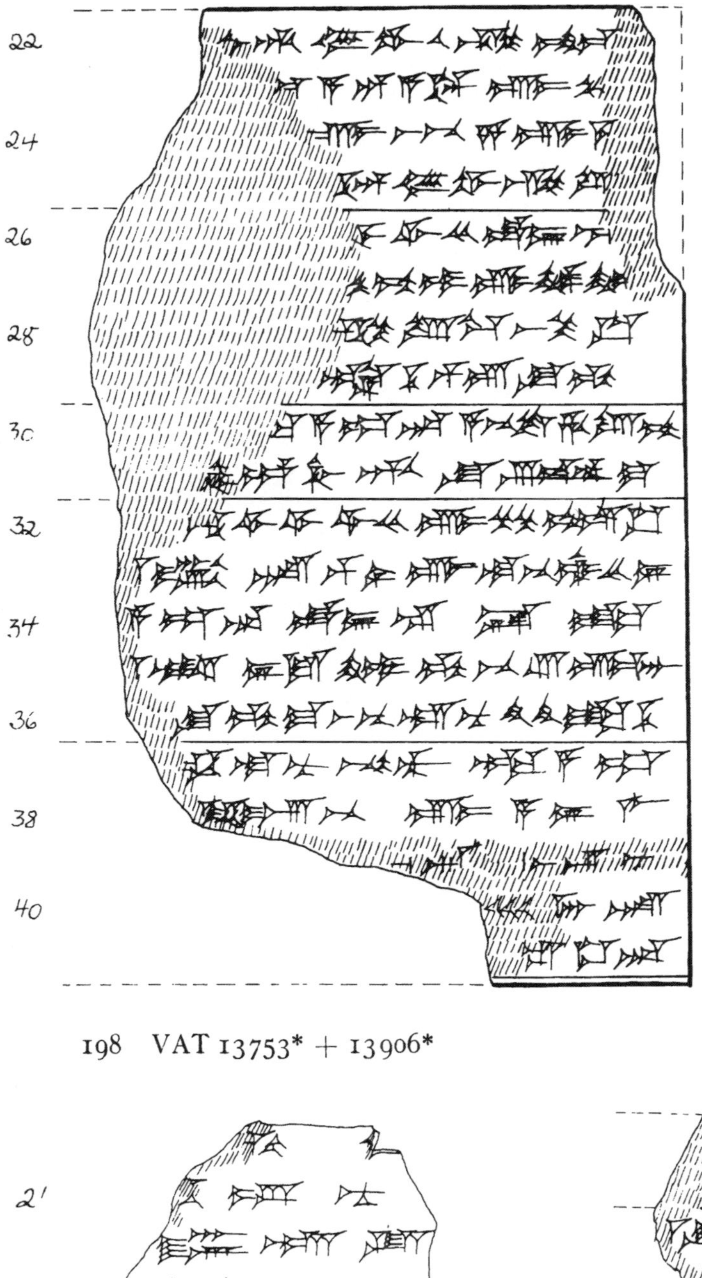

Vs.

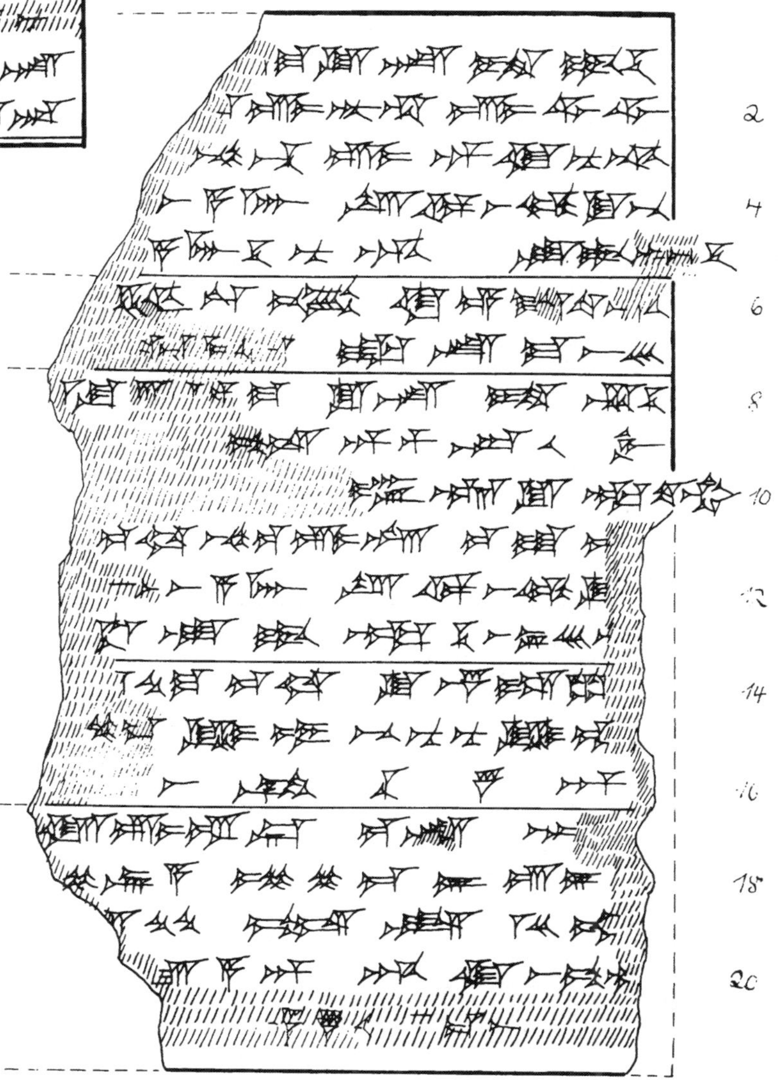

198 VAT 13753* + 13906*

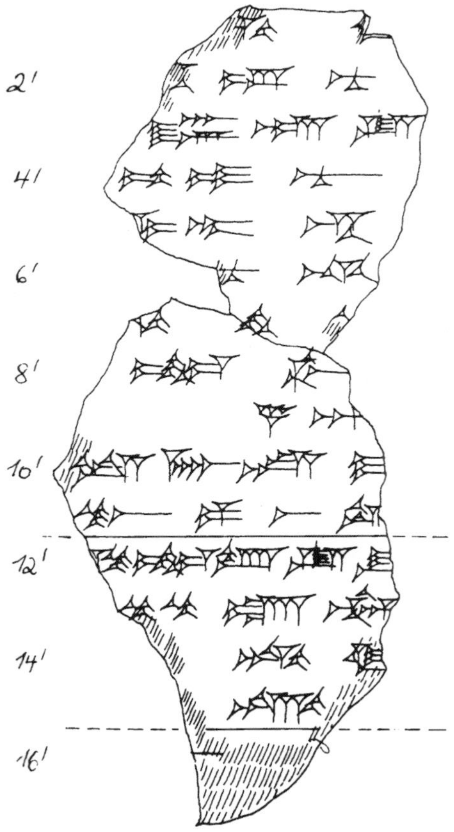

WALTER ANDRAE

Lebenserinnerungen eines Ausgräbers

Herausgegeben im Auftrage des Deutschen Archäologischen Instituts
und der Koldewey-Gesellschaft von Kurt Bittel und Ernst Heinrich

Oktav. Mit 27, z. T. mehrfarbigen Abbildungen. XII, 312 Seiten. 1961.
Ganzleinen DM 28,—

Walter Andraes Lebenswerk ist den Fachgelehrten in aller Welt aus einer langen Reihe wissenschaftlicher Publikationen bekannt, und seine Bücher haben darüber hinaus ein weit verstreutes Publikum unter den Laien gewonnen, deren Interesse sich auf die Erforschung der alten Kulturen des Orients und die Ausgrabungen der letzten 70 Jahre erstreckt.

Die Zahl wissenschaftlicher Publikationen Andraes ist groß. Viele seiner Deutungen sind der Fachwelt wohlbekannt, und manche von ihnen rühren an den innersten Kern seiner Persönlichkeit, den Bereich des Glaubens, der Religion. So ist es auch mit diesem Bericht, seiner letzten Arbeit überhaupt, mit der er im hohen Alter vor sich selbst und vor allen, die seiner Wissenschaft zugewandt sind, Rechenschaft ablegen wollte über Weg, Leistung und Ziel eines langen und erfüllten Lebens.

WALTER ANDRAE

Babylon
die versunkene Weltstadt und ihr Ausgräber Robert Koldewey

Oktav. 252 Seiten. 1952. Ganzleinen DM 18,40

„Ein Charakter- und Lebensbild ist in dem schönen Buch . . . erstanden. In den einzelnen Situationen des Lebens weiß Andrae archäologische Angaben von größtem Wert mit einzuflechten, die weit über die von Koldewey erzielten Ergebnisse hinausführen und dem Leser eine hervorragende Orientierung ermöglichen . . . Wir lernen in meisterhafter Schilderung, an der wohl am meisten der warme menschliche Ton fesselt, einen großen deutschen Archäologen kennen, dessen Werk Bestand hat.“

Gymnasium, Heidelberg

EKREM AKURGAL

Die Kunst Anatoliens von Homer bis Alexander

Quart. XII, 350 Seiten mit 265 Abbildungen, 28 Figuren auf 8 Tafeln, 7 Farbtafeln, 1 Zeittafel und 1 ausklappbaren Karte. 1961. Ganzleinen DM 68,—

Der Autor hat an Hand des reichen Materials seiner Ausgrabungen und Untersuchungen in den äolischen und ionischen Städten Smyrna, Sinope, Phokaia, Kyme, Kyzikos, Daskyleion und Pitane mit farbiger und lebendiger Sprache das frühgriechische Zeitalter in Kleinasien gültig veranschaulicht. Mit Spannung lesen wir die Abschnitte über die phrygische, lykische und lydische Kunst. Die Schilderung der geschichtlichen Ereignisse und der kulturellen Beziehungen zu den Nachbarvölkern oder die Beschreibungen einzelner Kunstdenkmäler, die durch zahlreiche Zitate aus der gleichzeitigen Dichtung belebt sind, sind eine anregende und interessante Lektüre.

DEUTSCHES ARCHÄOLOGISCHES INSTITUT
ABTEILUNG ISTANBUL

ARIF MÜFID MANSEL

Die Ruinen von Side

Groß-Oktav. V, 199 Seiten. Mit 157 Abbildungen im Text, 1 Karte sowie 1 Faltplan. 1963. Ganzleinen DM 28,—

Der Verfasser stellt einen geschichtlichen Überblick bis zur Gegenwart voran und behandelt dann ausführlich die einzelnen Anlagen der Stadt.

Jedes der Kapitel ist reichlich mit Abbildungen und Rekonstruktionzeichnungen versehen, die auf den jüngsten Stand der Grabungsbefunde gebracht sind. Das Schlußkapitel gibt eine bibliographische Übersicht im Zusammenhang mit einem Kurzbericht über die Erforschung der Stadt vom Mittelalter bis heute. In handlichem Format kann das Buch dem Besucher der Stadt als Führer durch die Ruinen dienen.

WALTER DE GRUYTER & CO · BERLIN 30

vormals G. J. Göschen'sche Verlagshandlung · J. Guttentag, Verlagsbuchhandlung · Georg Reimer · Karl J. Trübner · Veit & Comp.

Kolibri 360 GmbH
Ferdinand-Jühlke-Straße 7
99095 Erfurt, Deutschland
produktsicherheit@kolibri360.de